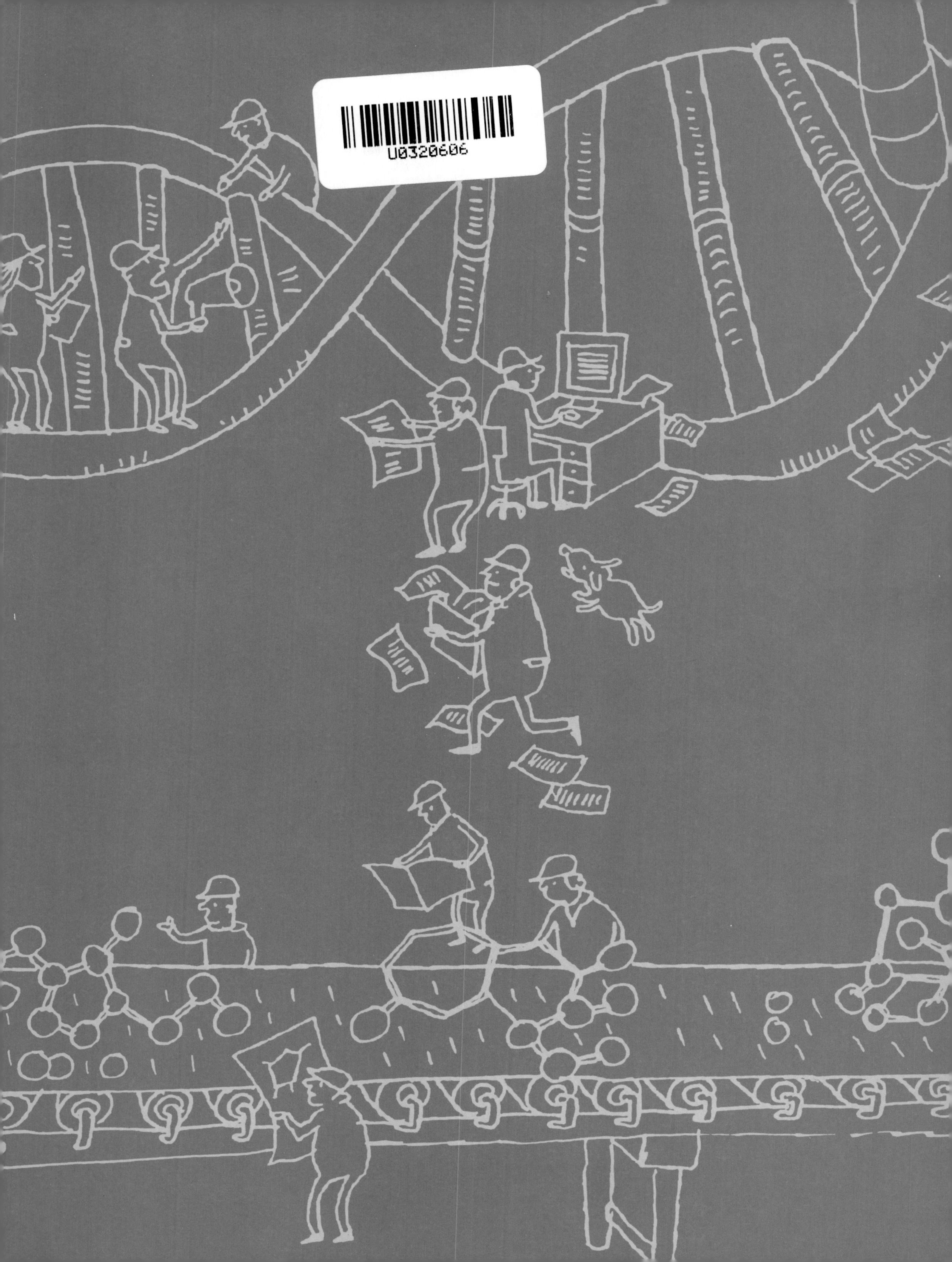

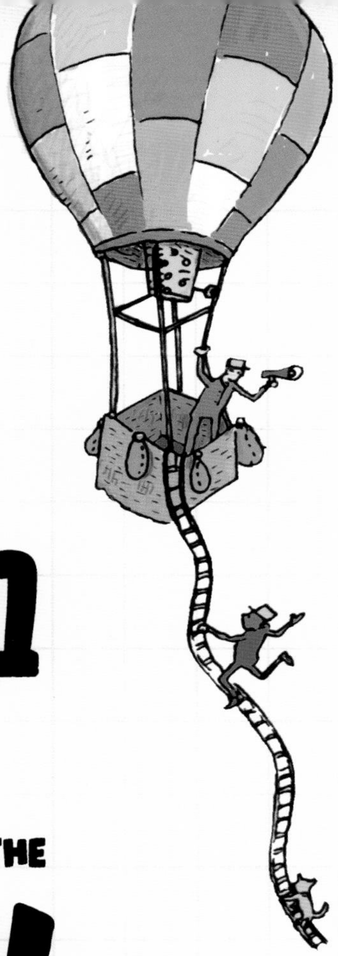

不可不知的人体

STUFF YOU SHOULD KNOW ABOUT THE HUMAN BODY

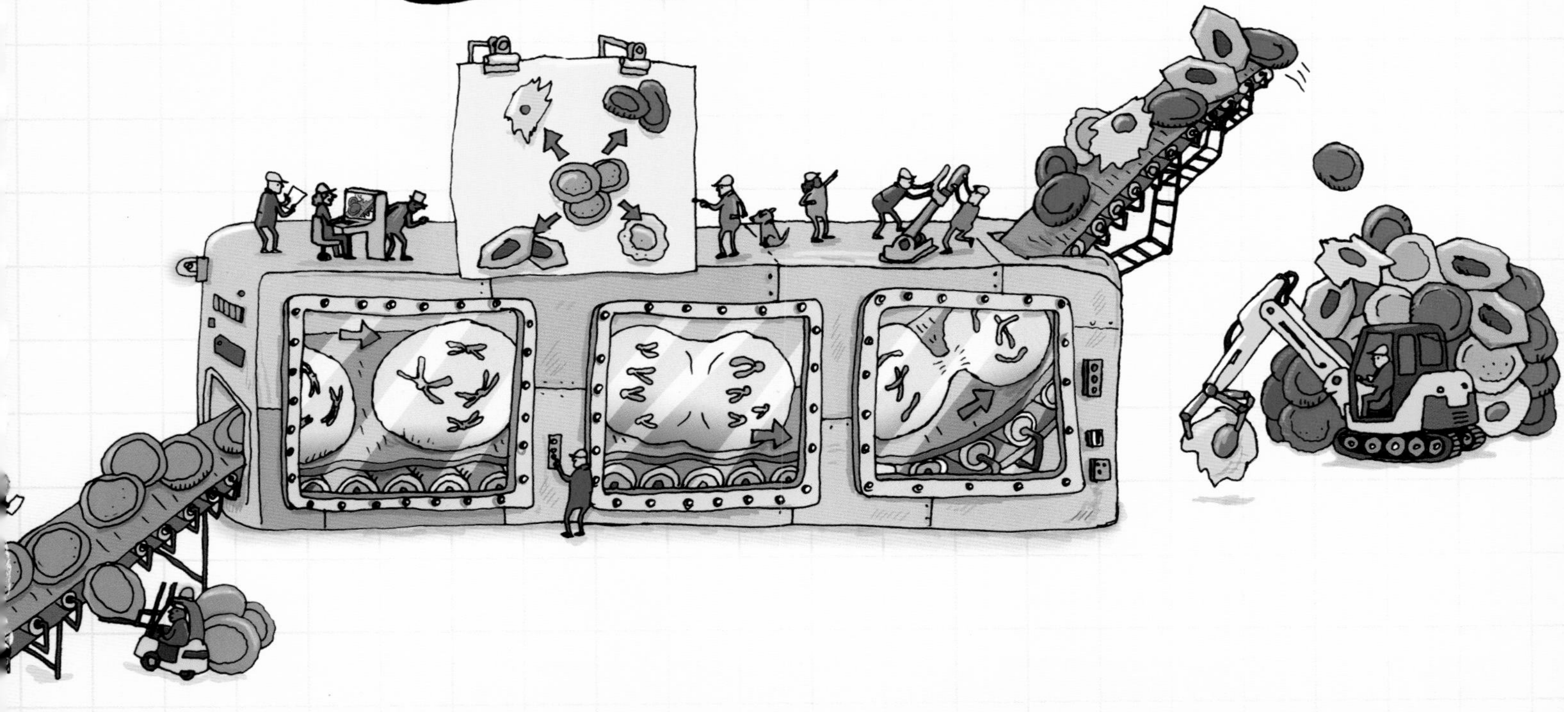

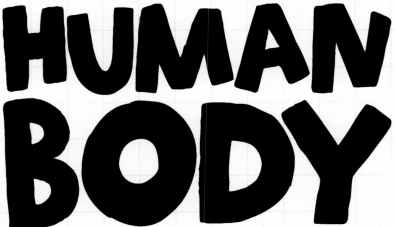

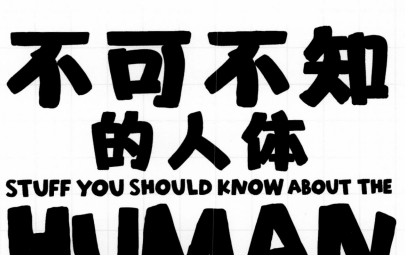

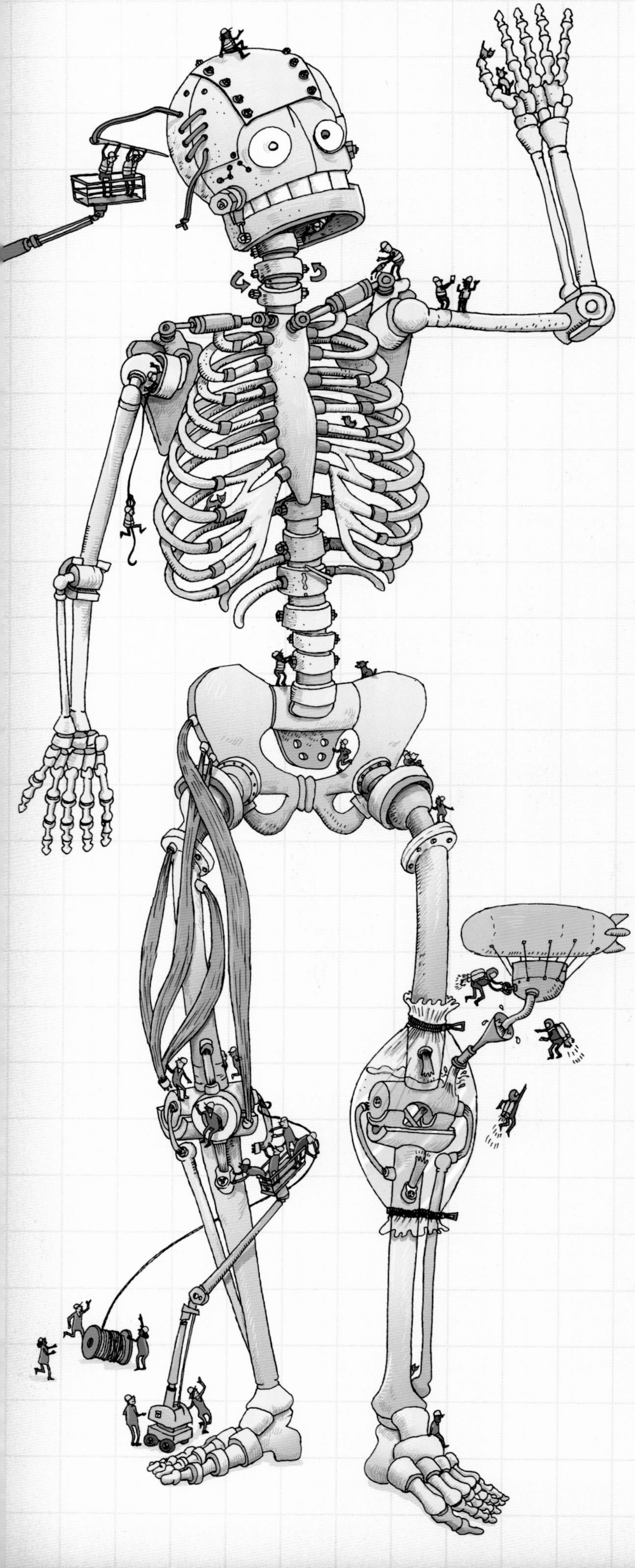

图书在版编目(CIP)数据

不可不知的人体 / (英) 约翰 · 范登, (英) 蒂姆 · 哈钦森绘 ; 曹雪春译. -- 武汉 :
长江少年儿童出版社, 2018.9
书名原文: STUFF YOU SHOULD KNOW ABOUT THEHUMAN BODY
ISBN 978-7-5560-8479-1

Ⅰ. ①不… Ⅱ. ①约… ②蒂… ③曹… Ⅲ. ①人体 – 少儿读物 Ⅳ. ①R32–49

中国版本图书馆CIP数据核字(2018)第118437号
著作权合同登记号：图字17–2015–037

不可不知的人体

［英］约翰 · 范登 / 著　［英］蒂姆 · 哈钦森 / 绘　曹雪春 / 译
责任编辑 / 佟　一　傅一新　王乃竹
装帧设计 / 叶乾乾　美术编辑 / 魏孜子
出版发行 / 长江少年儿童出版社
经销 / 全国新华书店
印刷 / 深圳当纳利印刷有限公司
开本 / 889 × 1194　1/16　5.5印张
版次 / 2020年11月第1版第12次印刷
书号 / ISBN 978-7-5560-8479-1
定价 / 59.00元

Stuff You Should Know about the Human Body
Written by John Farndon
Illustrated by Tim Hutchinson

策划 / 海豚传媒股份有限公司（20117894）
网址 / www.dolphinmedia.cn　邮箱 / dolphinmedia@vip.163.com
阅读咨询热线 / 027-87391723　销售热线 / 027-87396822
海豚传媒常年法律顾问 / 湖北珞珈律师事务所　王清　027-68754966-227

不可不知的人体

STUFF YOU SHOULD KNOW ABOUT THE HUMAN BODY

［英］约翰·范登／著
［英］蒂姆·哈钦森／绘
曹雪春／译

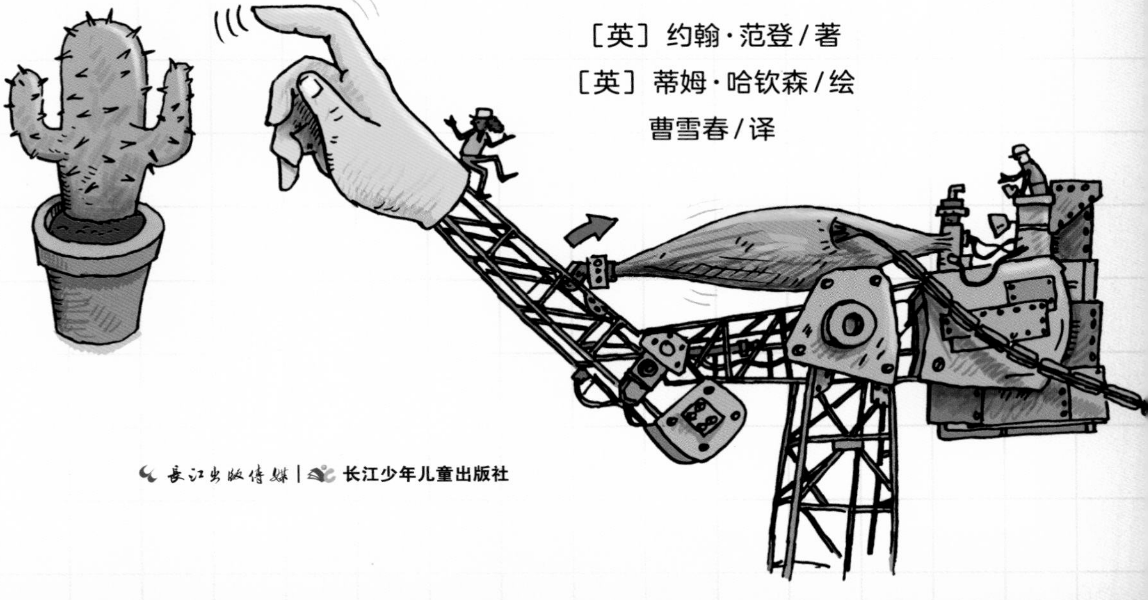

长江出版传媒 | 长江少年儿童出版社

目 录

欢迎走进你的身体！

身体的形状和大小各种各样，但它们的内部会是怎样的呢？我们找到了一群小小的导游，他们将带你走进人体内部，体验一次不可思议的旅程。一起去拜访这些神奇的地方吧！

控制甲板

欢迎来到你的大脑。大脑控制团队会对来自全身的危险信号保持警惕，并发出指令来控制你的身体移动和行为方式。

动力室

欢迎来到你的心脏，加入我们的行列吧。你会看到瓣膜每分钟开合超过70次。观察一下你的肌肉泵，它可以每小时挤压出350升血液。

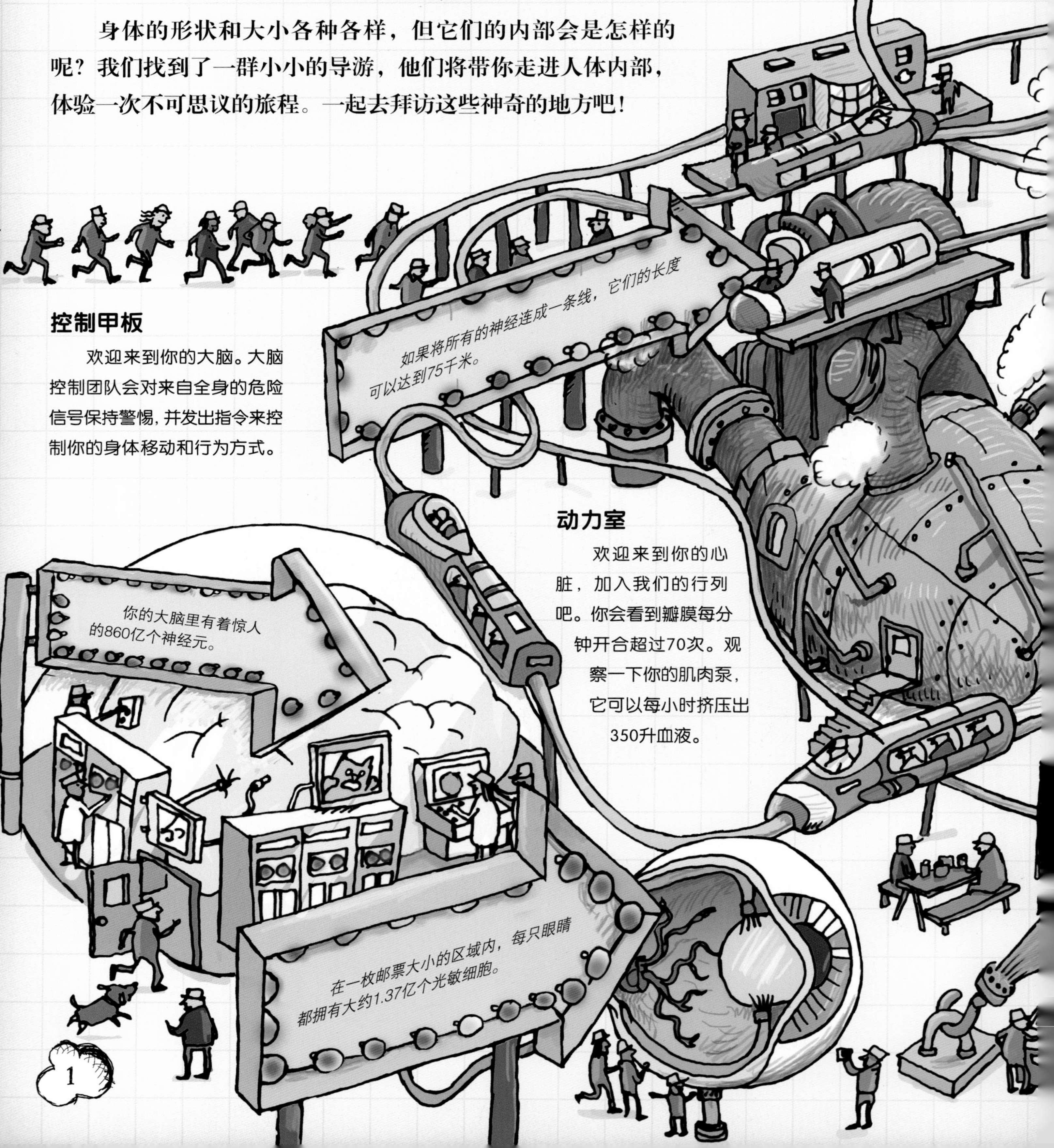
如果将所有的神经连成一条线，它们的长度可以达到75千米。
你的大脑里有着惊人的860亿个神经元。
在一枚邮票大小的区域内，每只眼睛都拥有大约1.37亿个光敏细胞。

病菌大战

颤抖吧！穿上你的战袍，加入你那英勇的免疫系统部队，同它们一起抵抗那些入侵身体的邪恶病菌。了解一下杀伤T细胞，它们会化身为身体里的超级刺客，执行消灭病菌的任务。

快速轨道

乘坐神经快车，“嗖”地穿过神经元通道，尽情游历一番吧。亲眼看看身体对疼痛预警做出的快速反射反应，了解那些信号如何跃过突触间隙！

污水工程

一起潜入大肠吧！这是一条大型潮湿管道，专门负责将不需要的食物残渣排出去。感受一下其肌肉对食物的碾压功力。看看它运转中的泵是如何节省每一滴水的。你需要备上一件潜水衣！

大型升降机

登上你胳膊上的这台全能机器——肱二头肌。瞧瞧强大的肌节团队齐心协力的样子！当它们准备抬升时，注意一下肌肉上的超级挂钩。

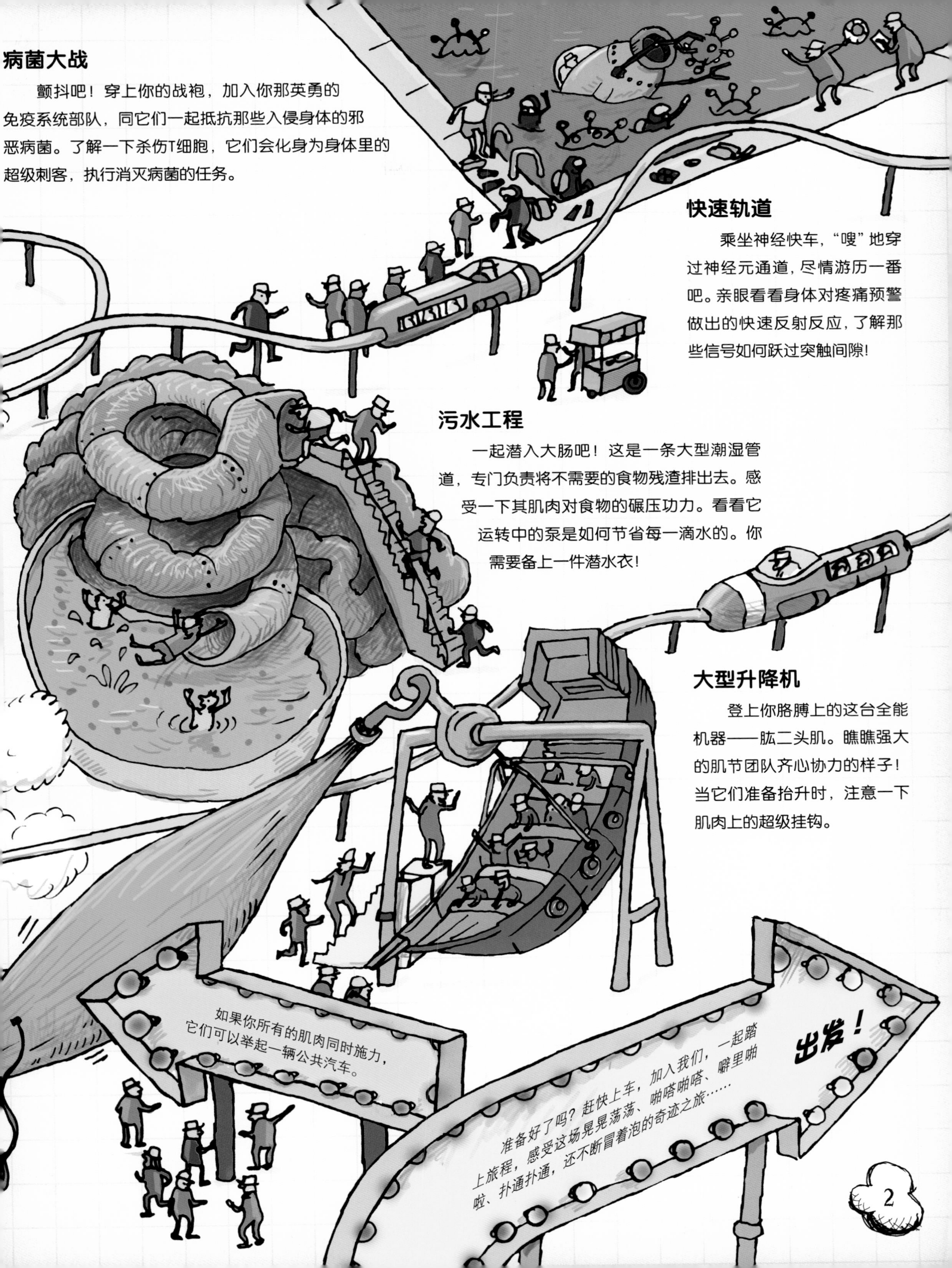
如果你所有的肌肉同时施力，
它们可以举起一辆公共汽车。
出发！
准备好了吗？赶快上车，加入我们，一起踏上旅程，感受这场晃晃荡荡、啪嗒啪嗒、噼里啪啦、扑通扑通，还不断冒着泡的奇迹之旅……

你的身体是由什么组成的？

你的身体是宇宙中最复杂的设备。基本材料是简单的元素，它们结合在一起形成分子，而分子又组成细胞，细胞连接起来形成组织，然后组织产生器官。

1. 化学物质

你是一个行走的化学物质集合体。你的身体包含60多种不同的元素，其中约99％是由6种宏量元素组成的。元素相互结合，可以制造诸如水之类的简单分子，也可以生成蛋白质之类的复杂分子。

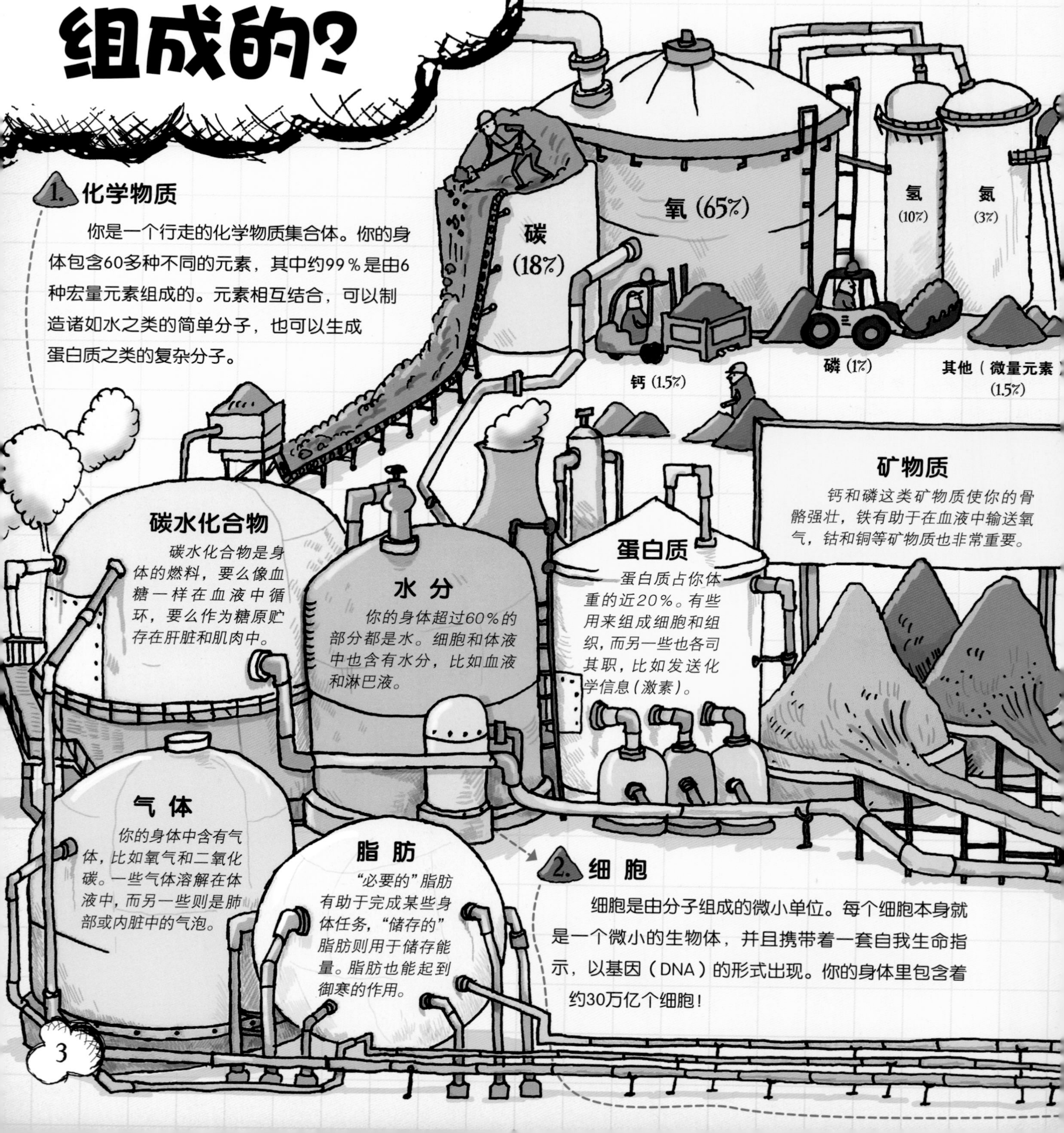

碳 (18%)
氧 (65%)
氢 (10%)
氮 (3%)
钙 (1.5%)
磷 (1%)
其他（微量元素）(1.5%)

碳水化合物

碳水化合物是身体的燃料，要么像血糖一样在血液中循环，要么作为糖原贮存在肝脏和肌肉中。

水分

你的身体超过60%的部分都是水。细胞和体液中也含有水分，比如血液和淋巴液。

蛋白质

蛋白质占你体重的近20%。有些用来组成细胞和组织，而另一些也各司其职，比如发送化学信息（激素）。

矿物质

钙和磷这类矿物质使你的骨骼强壮，铁有助于在血液中输送氧气，钴和铜等矿物质也非常重要。

气体

你的身体中含有气体，比如氧气和二氧化碳。一些气体溶解在体液中，而另一些则是肺部或内脏中的气泡。

脂肪

“必要的”脂肪有助于完成某些身体任务，“储存的”脂肪则用于储存能量。脂肪也能起到御寒的作用。

2. 细胞

细胞是由分子组成的微小单位。每个细胞本身就是一个微小的生物体，并且携带着一套自我生命指示，以基因（DNA）的形式出现。你的身体里包含着约30万亿个细胞！

5. 器官

不同的组织会汇集在一起，形成心脏、肝脏和眼睛等器官。

结缔组织

结缔组织是你身体的“胶水”，填补了其他组织之间的空间，并将它们联结在一起。结缔组织的形式多种多样，比如脂肪组织、骨骼和血液。但它们都是由三部分组成：细胞、纤维和细胞间质（含有细胞和纤维的物质）。

4. 组织

细胞和细胞间质一起构成了组织。许多组织完全由单一类型的细胞组成，组成皮肤等物质的上皮组织则是由三类细胞组成的，肌肉组织是由可收缩的特殊长细胞构造而成的。

3. 细胞分裂

你的身体从一个细胞开始，随着细胞一次又一次地分裂，身体慢慢生长。第一个细胞是被称为干细胞的多潜能细胞，它会分裂成不同的专能干细胞。身体中有超过200种专能干细胞，包括你大脑中的微小颗粒，或是你的背部到脚趾上分布的神经细胞。

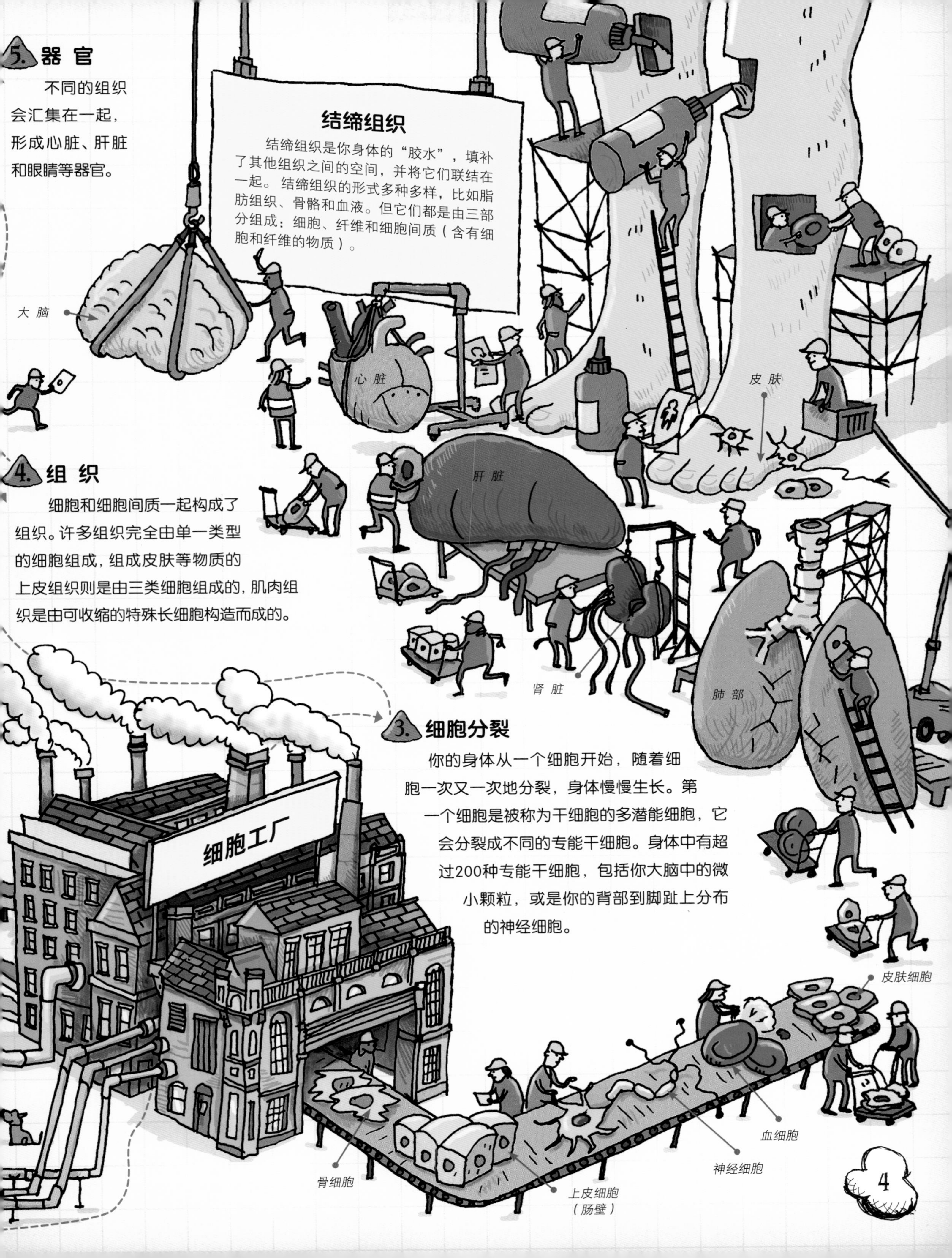

大脑
心脏
肝脏
皮肤
肾脏
肺部
细胞工厂
皮肤细胞
血细胞
神经细胞
骨细胞
上皮细胞
（肠壁）

细胞内部发生了什么？

你的身体是由数以万计的细胞组成的，它们小到只能通过强大的显微镜才能看到。然而，每个细胞都是一个化学工厂，总是充满着活力。

工厂大楼

每个细胞都被薄壁或薄膜包裹着，并带有微小的舱口，可以让合适的化学物质进出。细胞由微管结合在一起构成“细胞骨架”。细胞中有一种胶状液体，叫作细胞质。细胞质内漂浮着微小的器官，即“细胞器”，每个细胞器都执行着自己的任务。

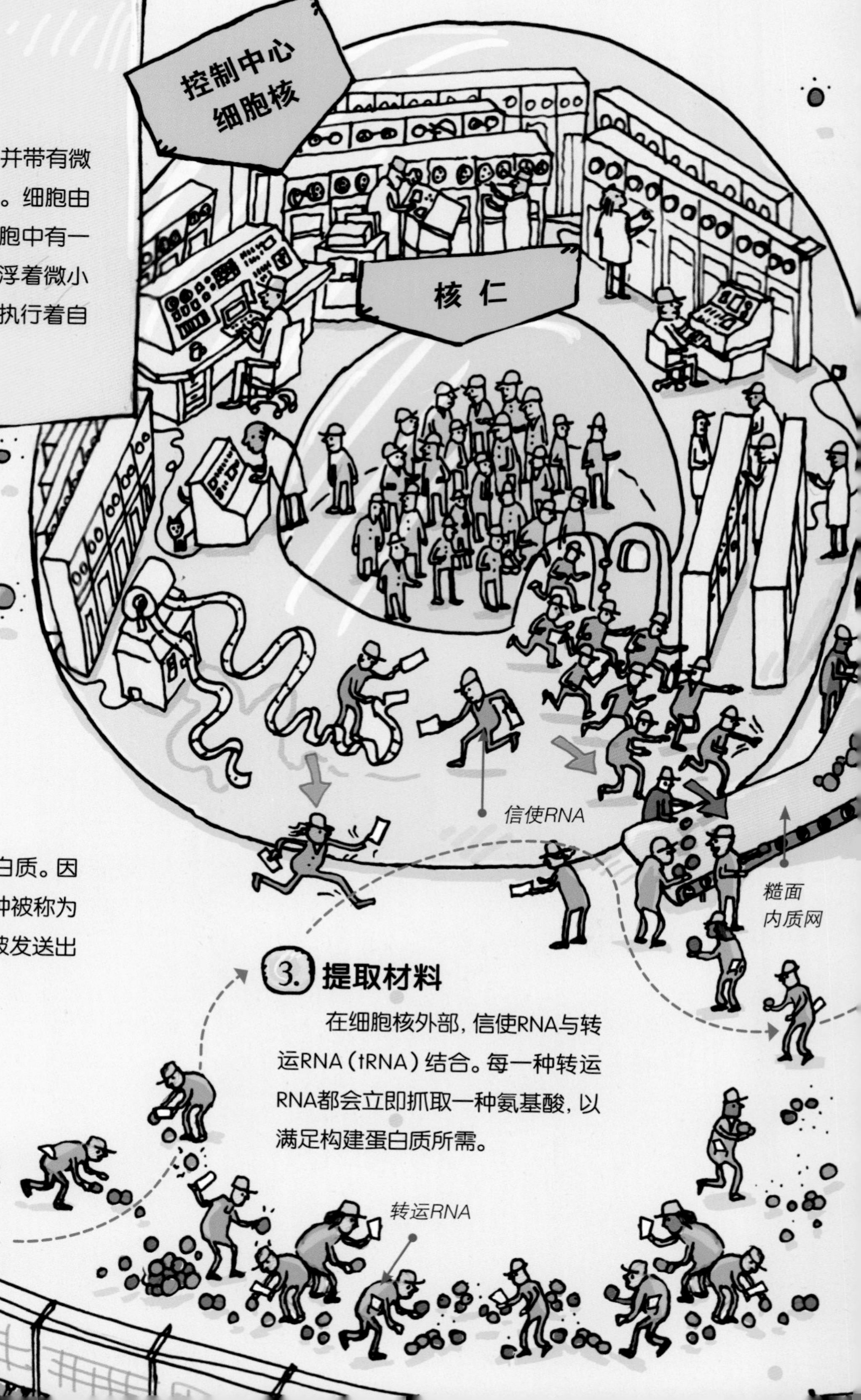
控制中心
细胞核
核仁
信使RNA
糙面
内质网
氨基酸
转运RNA

1. 控制中心

细胞核是细胞的控制中心。在这里，你身体所有的程序都被储存在遗传物质DNA的链条上。DNA就像电脑的内存，每根链条都是指示蛋白质如何构建人体的指令列表。

2. 发送指令

为保持急速运转，细胞只需要些许蛋白质。因此，带有特定指令的DNA片段会被复制到一种被称为信使RNA（mRNA）的DNA上。这些复制品会被发送出去以合成蛋白质，而DNA本身则不受影响。

3. 提取材料

在细胞核外部，信使RNA与转运RNA（tRNA）结合。每一种转运RNA都会立即抓取一种氨基酸，以满足构建蛋白质所需。

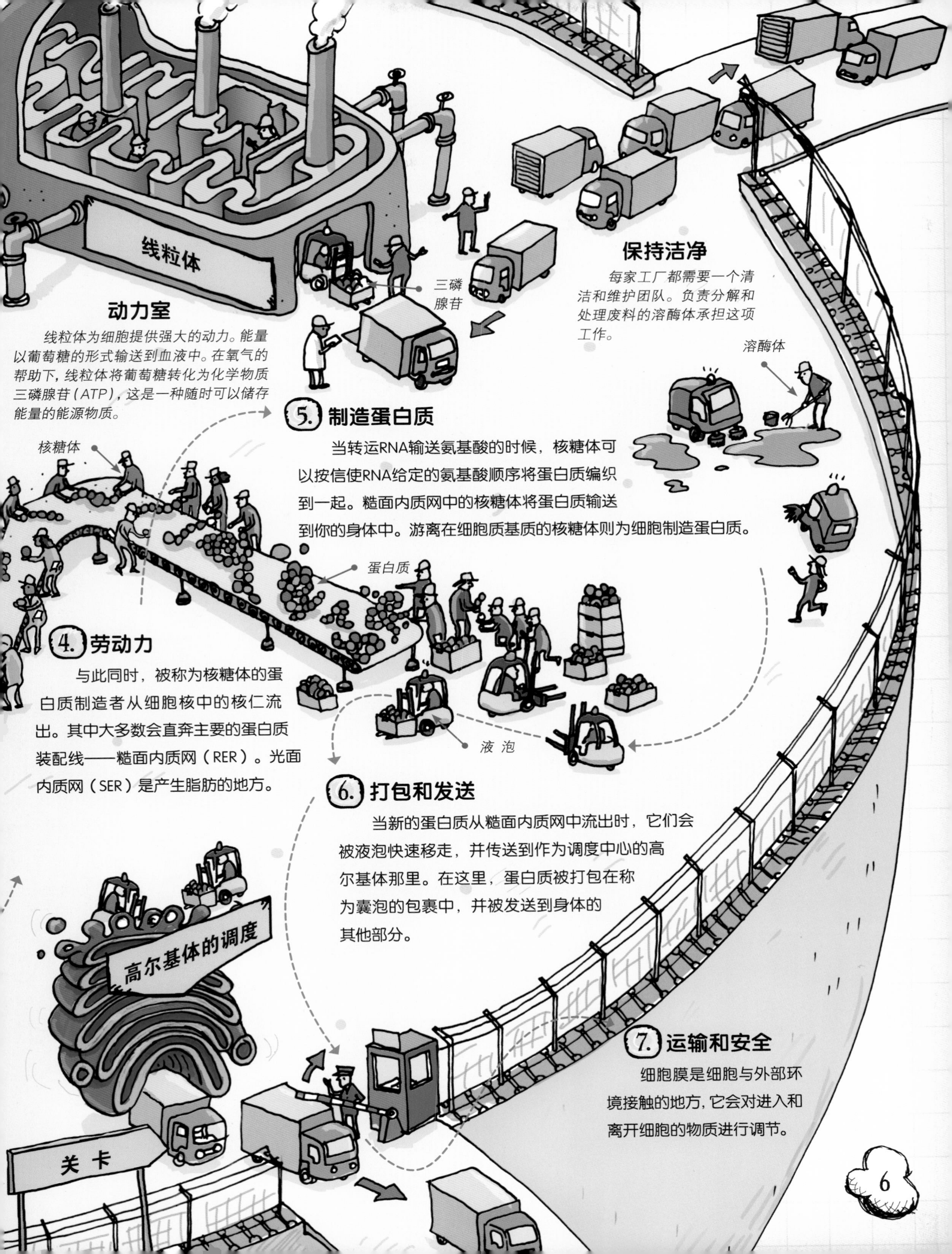

动力室

线粒体为细胞提供强大的动力。能量以葡萄糖的形式输送到血液中。在氧气的帮助下，线粒体将葡萄糖转化为化学物质三磷腺苷（ATP），这是一种随时可以储存能量的能源物质。

保持洁净

每家工厂都需要一个清洁和维护团队。负责分解和处理废料的溶酶体承担这项工作。

4. 劳动力

与此同时，被称为核糖体的蛋白质制造者从细胞核中的核仁流出。其中大多数会直奔主要的蛋白质装配线——糙面内质网（RER）。光面内质网（SER）是产生脂肪的地方。

5. 制造蛋白质

当转运RNA输送氨基酸的时候，核糖体可以按信使RNA给定的氨基酸顺序将蛋白质编织到一起。糙面内质网中的核糖体将蛋白质输送到你的身体中。游离在细胞质基质的核糖体则为细胞制造蛋白质。

6. 打包和发送

当新的蛋白质从糙面内质网中流出时，它们会被液泡快速移走，并传送到作为调度中心的高尔基体那里。在这里，蛋白质被打包在称为囊泡的包裹中，并被发送到身体的其他部分。

7. 运输和安全

细胞膜是细胞与外部环境接触的地方，它会对进入和离开细胞的物质进行调节。

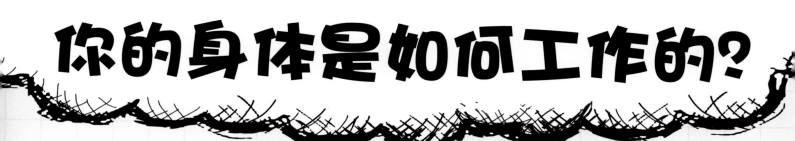

你的身体是如何工作的？

虽然你是由数十万亿独立的细胞和许多不同的器官组成的，但它们都在系统中共同工作。这些系统中的一些组件会遍及身体，比如骨架。还有一些组件则是局部的，比如你的泌尿系统，它控制着你身体的含水量。

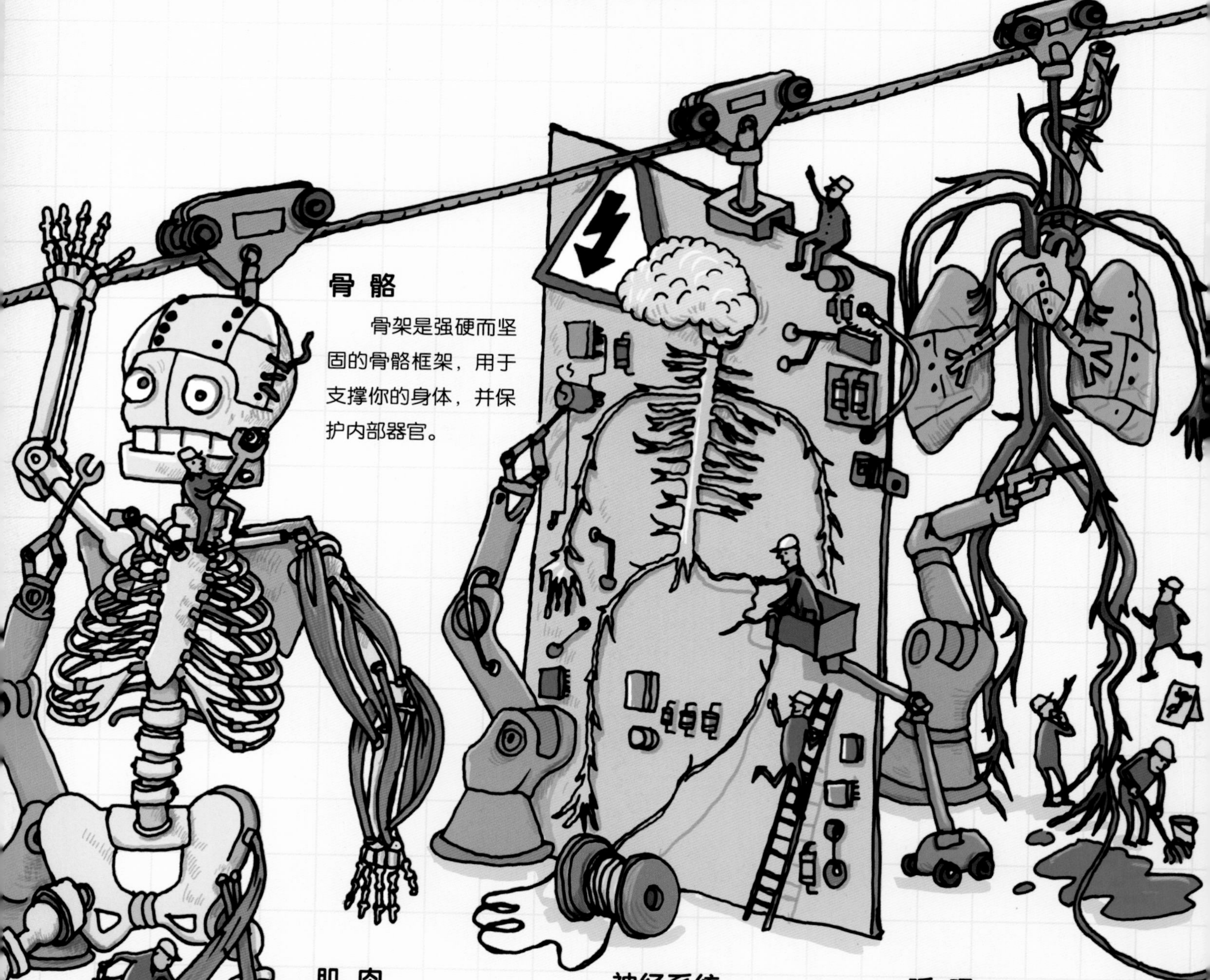

骨骼

骨架是强硬而坚固的骨骼框架，用于支撑你的身体，并保护内部器官。

肌肉

骨骼肌让你的身体能够移动，而其他肌肉控制你体内的器官。

神经系统

这是你身体的通信网络，包括你的大脑、脊髓和神经。

呼吸

呼吸系统将空气吸入肺部，将氧气输送到体内，并排出二氧化碳。

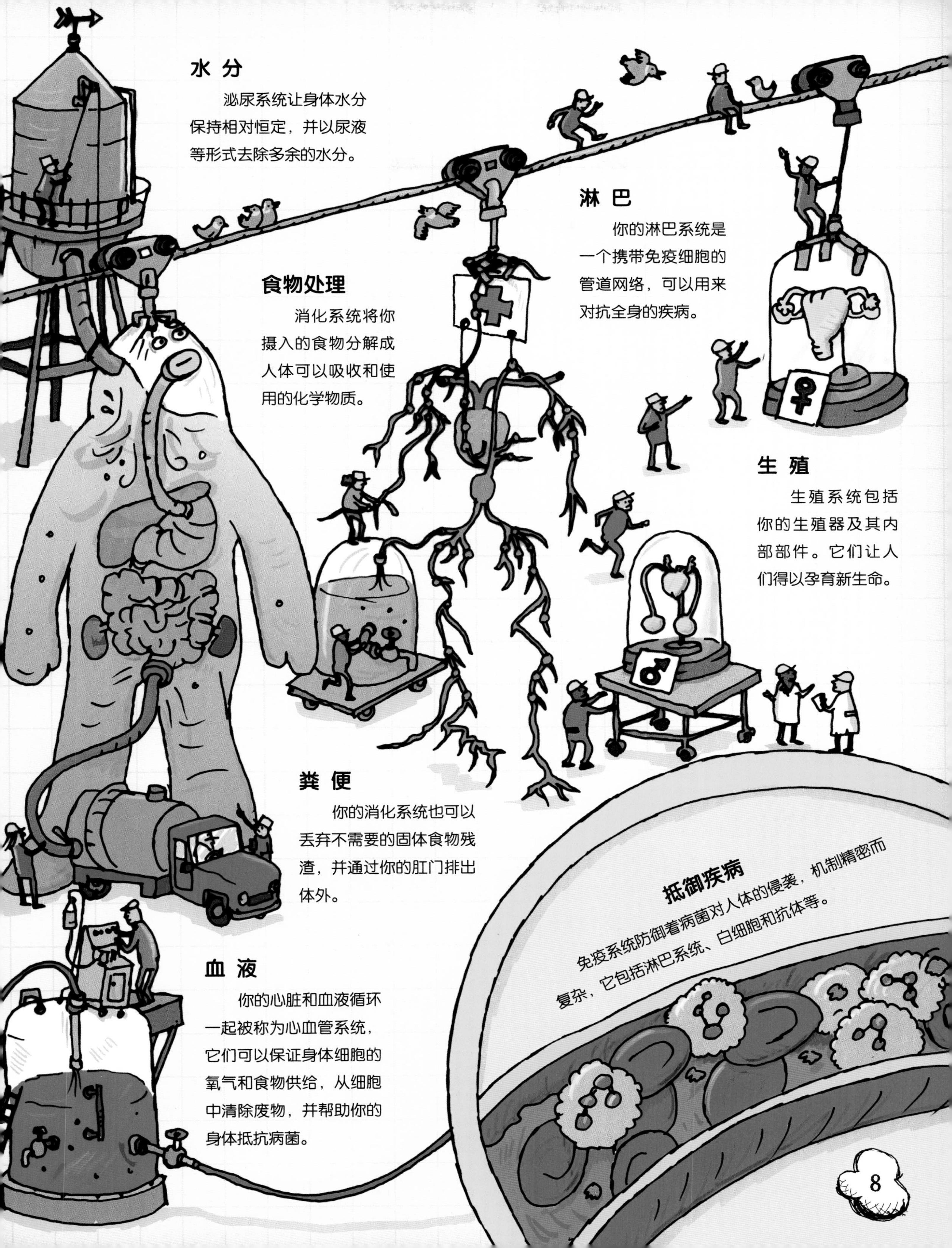

水 分

泌尿系统让身体水分保持相对恒定，并以尿液等形式去除多余的水分。

食物处理

消化系统将你摄入的食物分解成人体可以吸收和使用的化学物质。

淋 巴

你的淋巴系统是一个携带免疫细胞的管道网络，可以用来对抗全身的疾病。

生 殖

生殖系统包括你的生殖器及其内部部件。它们让人们得以孕育新生命。

粪 便

你的消化系统也可以丢弃不需要的固体食物残渣，并通过你的肛门排出体外。

血 液

你的心脏和血液循环一起被称为心血管系统，它们可以保证身体细胞的氧气和食物供给，从细胞中清除废物，并帮助你的身体抵抗病菌。

抵御疾病

免疫系统防御着病菌对人体的侵袭，机制精密而复杂，它包括淋巴系统、白细胞和抗体等。

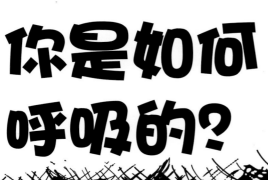

你是如何呼吸的？

你的身体细胞需要空气中的氧气来生产能量。如果没有氧气，细胞就会死亡。这就是你呼吸的原因——为了从空气中获取氧气。你如果停止呼吸，只需几分钟，便会失去知觉，很快就会死亡。幸运的是，你的肺部每隔几秒钟就会从空气中提取大量氧气，这真是一个了不起的器官。

1. 胸部隆起

呼吸从你的膈肌开始。这是一片圆拱形肌肉，位于肺部下方。当你吸气时，它会收紧呈扁平状态，为你的肺部提供更多的空间。与此同时，肋骨之间的肌肉向外且向上拉动你的胸部。

2. 吸入空气

当你的胸部扩张时，它会通过你的嘴巴或鼻子吸入空气。空气进入你的气管，一直到达胸腔内一个像叉子的地方。在这里，呼吸道会分成两部分——左支气管和右支气管，左支气管通向左肺，右支气管通向右肺。于是，你的肺像气球一样充满了空气。

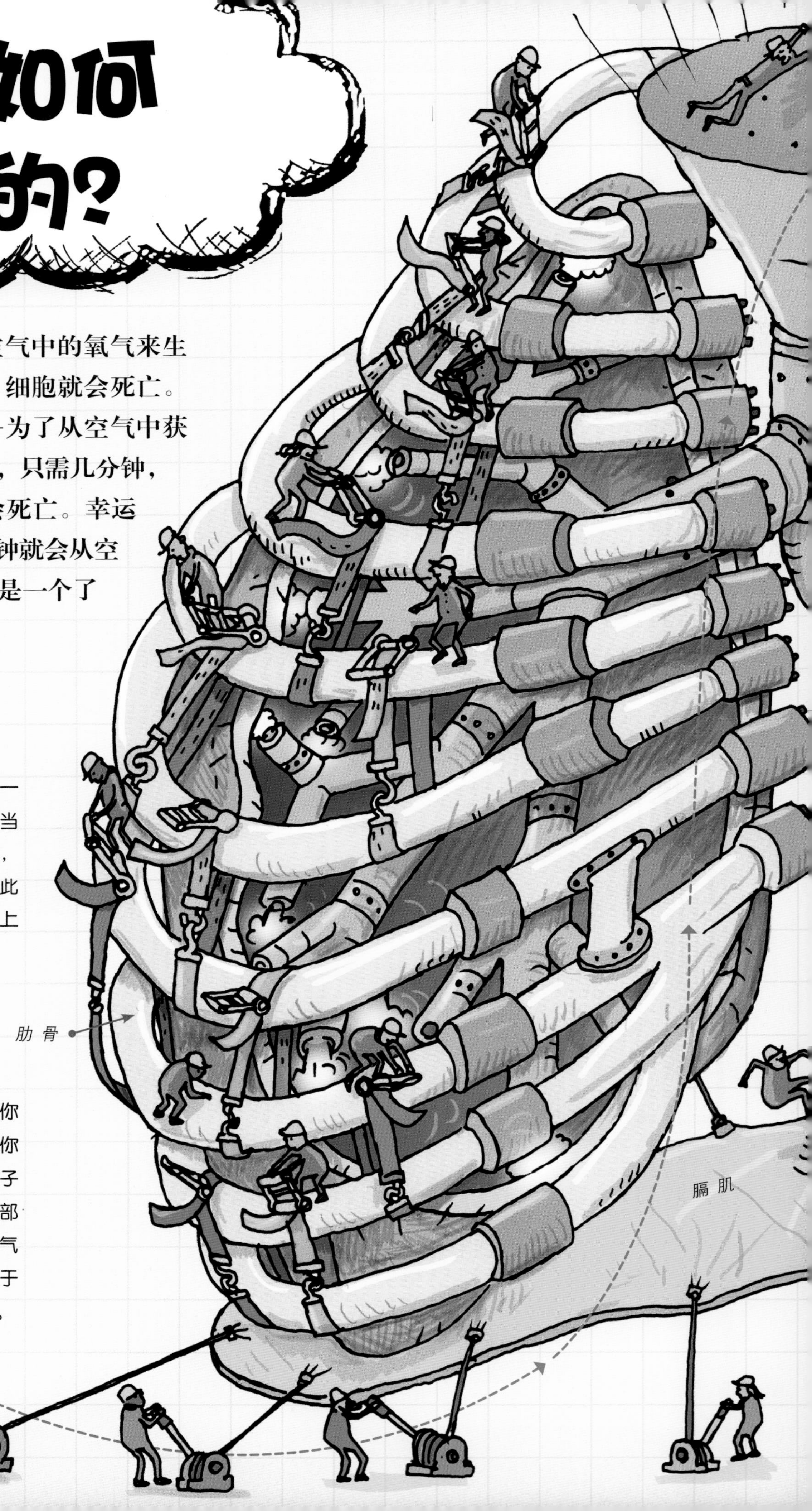

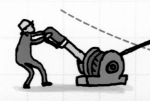

3. 进入血液

在肺部的内侧，呼吸道分裂成数以百万计的细支气管。每根细支气管末端都有小气囊，像葡萄串一样聚集在一起。这些气囊也叫“肺泡”，只有一个细胞的厚度，被微小的血管包裹着。氧气从肺泡渗入血液中，并迅速输送到全身需要的地方。

气 管
支气管
肺 泡
氧气进入
血液。
二氧化碳进入肺部。

急促呼吸

当你快跑时，肌肉会更加努力地工作。它们需要更多的氧气，同时产生更多的二氧化碳。所以你必须更快地呼吸，相比正常情况，速度要快4到5倍。

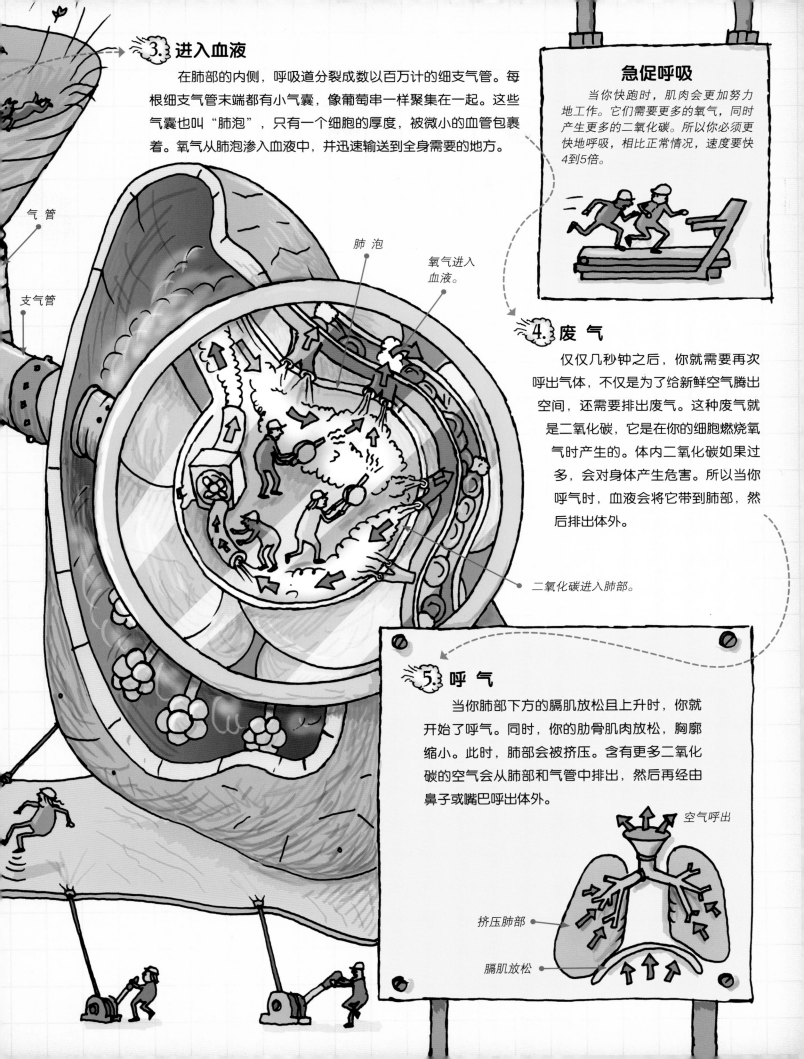

4. 废 气

仅仅几秒钟之后，你就需要再次呼出气体，不仅是为了给新鲜空气腾出空间，还需要排出废气。这种废气就是二氧化碳，它是在你的细胞燃烧氧气时产生的。体内二氧化碳如果过多，会对身体产生危害。所以当你呼气时，血液会将它带到肺部，然后排出体外。

5. 呼 气

当你肺部下方的膈肌放松且上升时，你就开始了呼气。同时，你的肋骨肌肉放松，胸廓缩小。此时，肺部会被挤压。含有更多二氧化碳的空气会从肺部和气管中排出，然后再经由鼻子或嘴巴呼出体外。

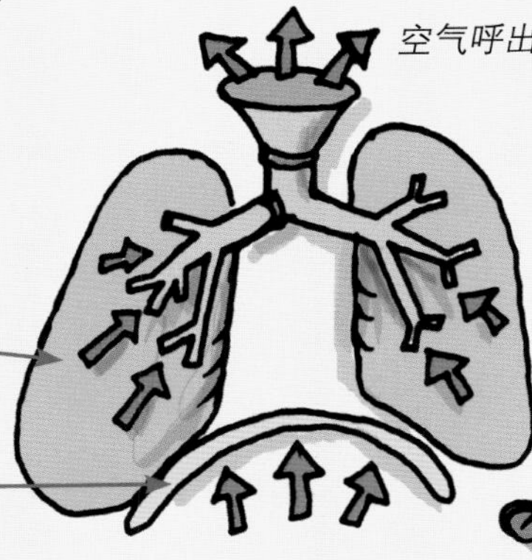
空气呼出
挤压肺部
膈肌放松

为什么血液是红色的?

血液是你身体中的运输系统。它将氧气和营养物质运送给细胞；它可以冲洗掉体内的废弃物，输送至肝脏和肾脏以进行处理，并且会快速冲入特殊的细胞中以抵御病毒感染；它甚至可以维持你的体温！毫无疑问，血液是一锅材料丰富的大杂烩！

血 浆

所有的成分都悬浮在被称为血浆的淡黄色液体中。血浆只占血液的一半，其主要成分是水。

红细胞

你的血液是红色的，因为其中挤满了25万亿个像按钮一样的红细胞，而且身体每秒钟还会生成200万个新的红细胞。它们一刻不停地工作着，将氧气从肺部迅速输送到身体各处。

你自己的血液

如果你失血过多，其他人的血液也许能帮你捡回一条命，不过输入的新血液必须是正确的类型。人体血液有四大类型：O型、A型、B型和AB型，它们无法相互混合，因为你身体的免疫系统会对抗血型不合的血液。

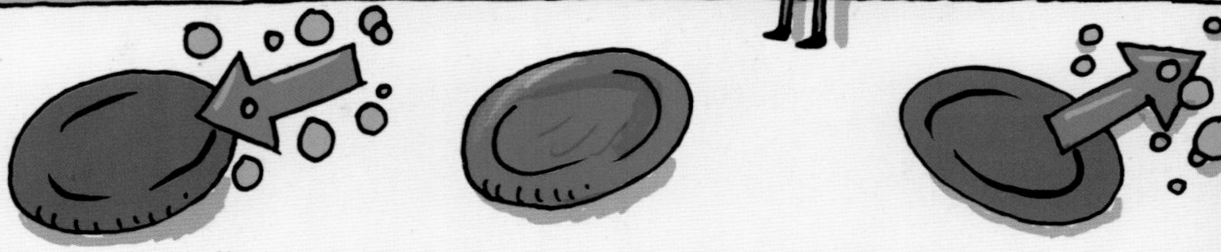

1. 加 载

红细胞里含有叫作血红蛋白的特殊分子机器。当血细胞途经肺部时，血红蛋白会吸收大量的氧气。

2. 发 红

当血氧饱和时，血红蛋白会呈红色，所以你的血液是鲜红色。携带氧气的血细胞被泵送到需要的地方。

3. 释 放

红细胞到达目的地时，血红蛋白释放氧气。细胞将由鲜红色变成暗紫色。现在，它已经准备好再一次进行搭载任务。

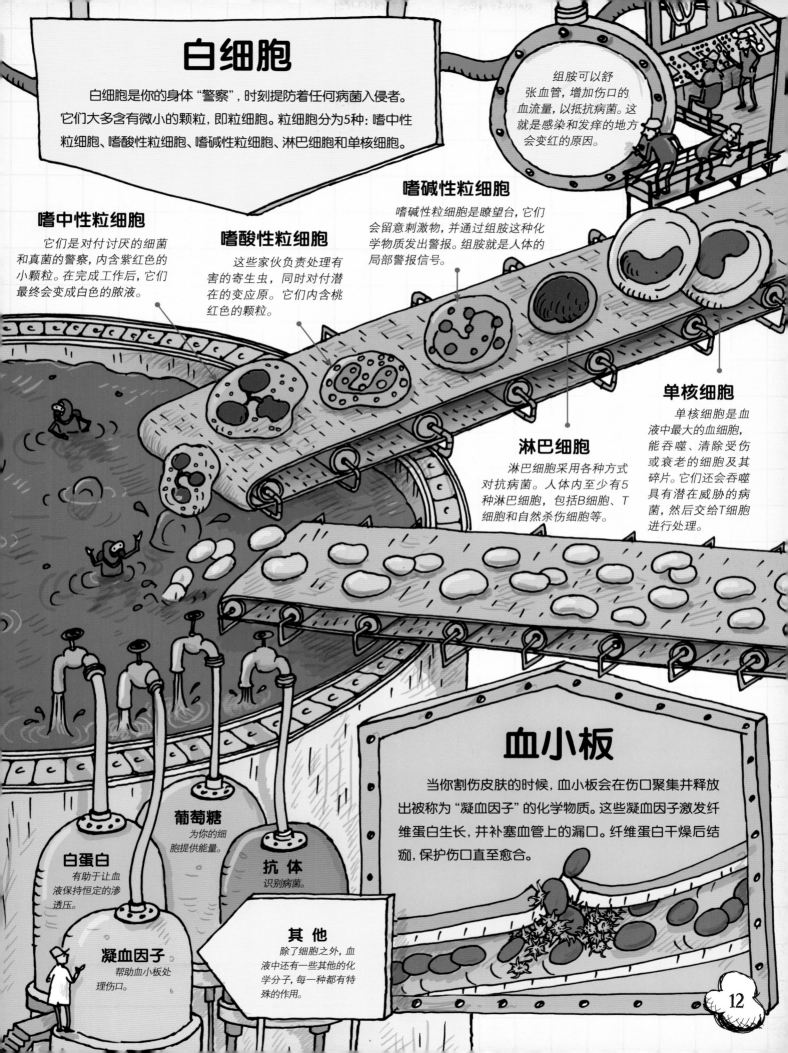

白细胞

白细胞是你的身体“警察”，时刻提防着任何病菌入侵者。它们大多含有微小的颗粒，即粒细胞。粒细胞分为5种：嗜中性粒细胞、嗜酸性粒细胞、嗜碱性粒细胞、淋巴细胞和单核细胞。

组胺可以舒张血管，增加伤口的血流量，以抵抗病菌。这就是感染和发痒的地方会变红的原因。

嗜中性粒细胞

它们是对付讨厌的细菌和真菌的警察，内含紫红色的小颗粒。在完成工作后，它们最终会变成白色的脓液。

嗜酸性粒细胞

这些家伙负责处理有害的寄生虫，同时对付潜在的变应原。它们内含桃红色的颗粒。

嗜碱性粒细胞

嗜碱性粒细胞是瞭望台，它们会留意刺激物，并通过组胺这种化学物质发出警报。组胺就是人体的局部警报信号。

淋巴细胞

淋巴细胞采用各种方式对抗病菌。人体内至少有5种淋巴细胞，包括B细胞、T细胞和自然杀伤细胞等。

单核细胞

单核细胞是血液中最大的血细胞，能吞噬、清除受伤或衰老的细胞及其碎片。它们还会吞噬具有潜在威胁的病菌，然后交给T细胞进行处理。

葡萄糖

为你的细胞提供能量。

白蛋白

有助于让血液保持恒定的渗透压。

抗 体

识别病菌。

凝血因子

帮助血小板处理伤口。

其 他

除了细胞之外，血液中还有一些其他的化学分子，每一种都有特殊的作用。

血小板

当你割伤皮肤的时候，血小板会在伤口聚集并释放出被称为“凝血因子”的化学物质。这些凝血因子激发纤维蛋白生长，并补塞血管上的漏口。纤维蛋白干燥后结痂，保护伤口直至愈合。

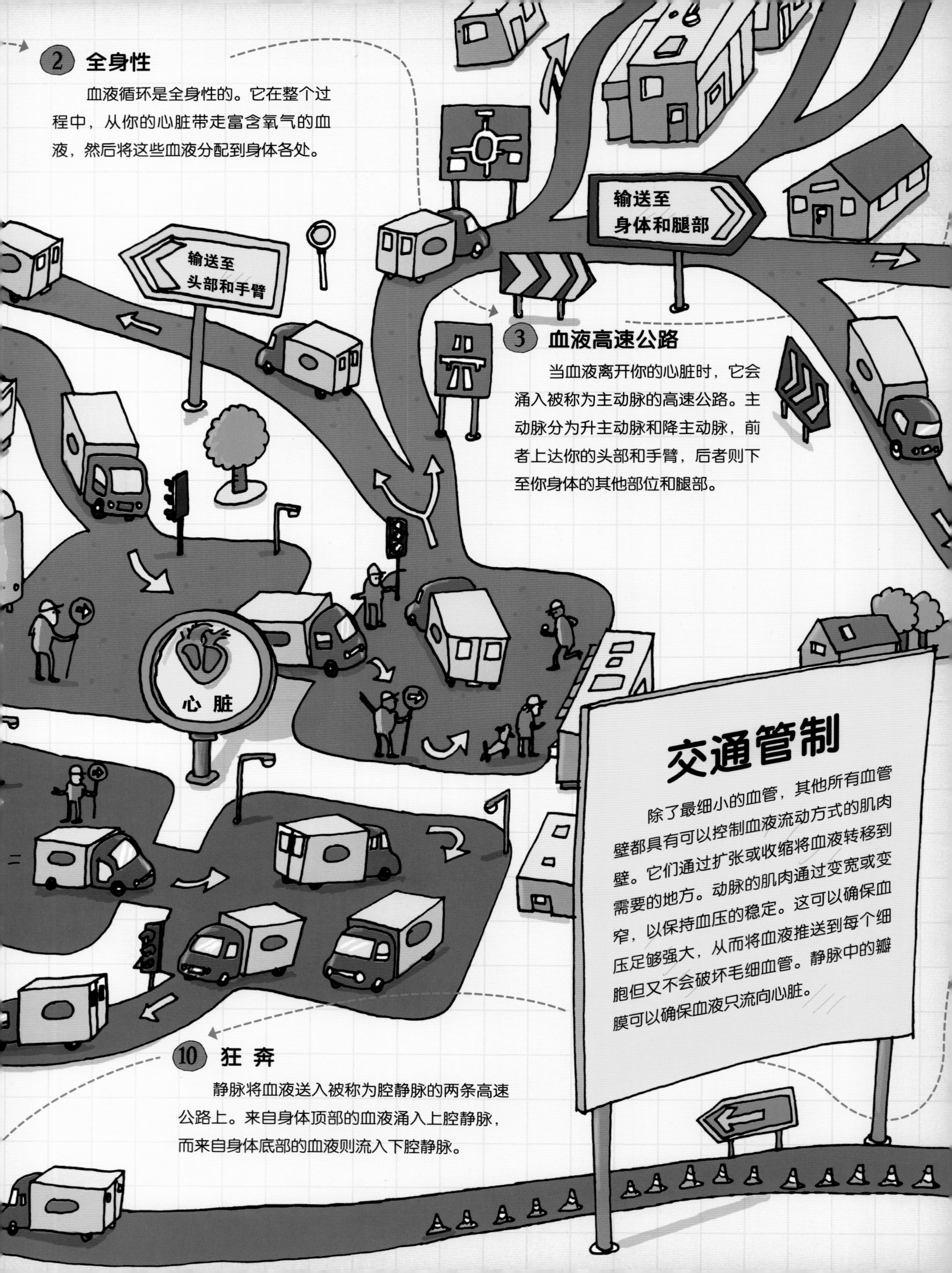

② 全身性

血液循环是全身性的。它在整个过程中，从你的心脏带走富含氧气的血液，然后将这些血液分配到身体各处。

③ 血液高速公路

当血液离开你的心脏时，它会涌入被称为主动脉的高速公路。主动脉分为升主动脉和降主动脉，前者上达你的头部和手臂，后者则下至你身体的其他部位和腿部。

交通管制

除了最细小的血管，其他所有血管壁都具有可以控制血液流动方式的肌肉壁。它们通过扩张或收缩将血液转移到需要的地方。动脉的肌肉通过变宽或变窄，以保持血压的稳定。这可以确保血压足够强大，从而将血液推送到每个细胞但又不会破坏毛细血管。静脉中的瓣膜可以确保血液只流向心脏。

⑩ 狂奔

静脉将血液送入被称为腔静脉的两条高速公路上。来自身体顶部的血液涌入上腔静脉，而来自身体底部的血液则流入下腔静脉。

血液去哪儿了？

你的身体细胞需要不间断的氧气供应，而血液的任务就是把氧气输送给它们。血液经由心脏进行泵送时，从肺部吸收氧气，并通过身体的管道网络进行分配，同时带走二氧化碳，然后再返回到肺部，释放二氧化碳，收集氧气。

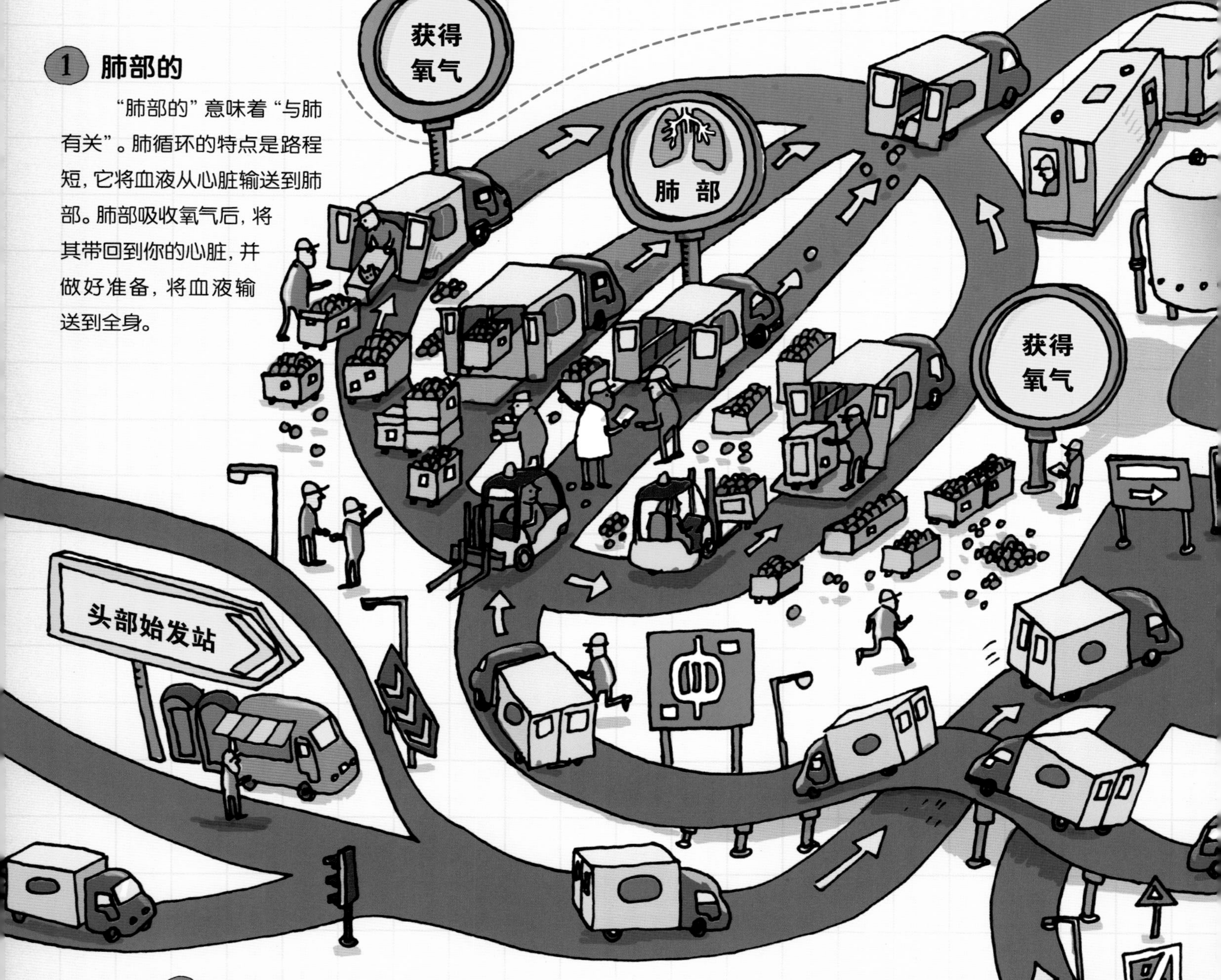

1 肺部的

“肺部的”意味着“与肺有关”。肺循环的特点是路程短，它将血液从心脏输送到肺部。肺部吸收氧气后，将其带回到你的心脏，并做好准备，将血液输送到全身。

11 终点站

在旅程的最后阶段，两条腔静脉将旧血液带入心脏，准备将其泵入肺部以吸收新鲜的氧气。整趟旅程仅仅花费了90秒！

你的心脏是如何跳动的？

你的心脏是一个小小的超级泵。在你生命中的每时每刻，它都在忙着挤压血液，并驱动它们在身体里流动游走。心脏之所以能做到这一点，是因为它是由特殊的心脏肌肉构成的，这些肌肉可以自动收缩和放松。

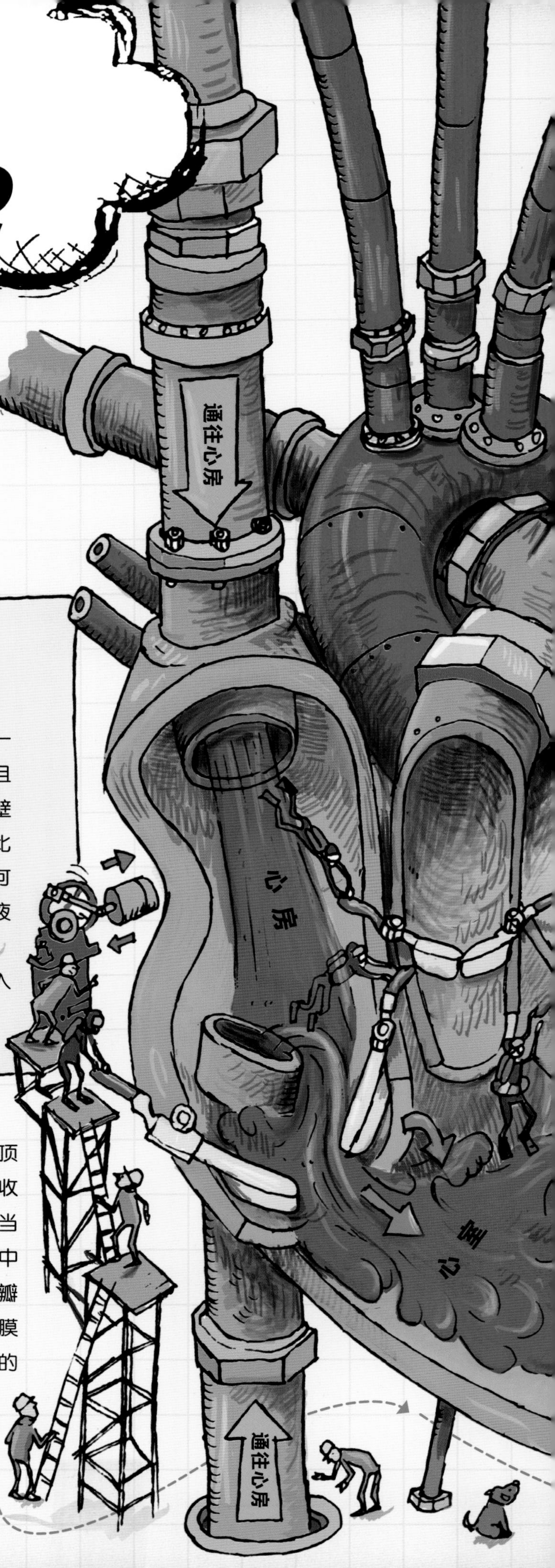

1 准备……

心脏每一次跳动时，它所经历的过程都是相同的，这就是心动周期。这时，每个腔室都会收缩（收缩阶段）并放松（舒张阶段）。心脏肌肉舒张时，血液就会缓缓填满每个心房。

双泵

你的心脏不只有一个泵，而是有两个，并且被一块叫作隔膜的厚壁从中间隔开。左侧的泵比右侧的更强大，因为它可以将肺部里的富氧血液泵至全身。右侧的较弱，因为它只需将血液泵入肺部以提取氧气。

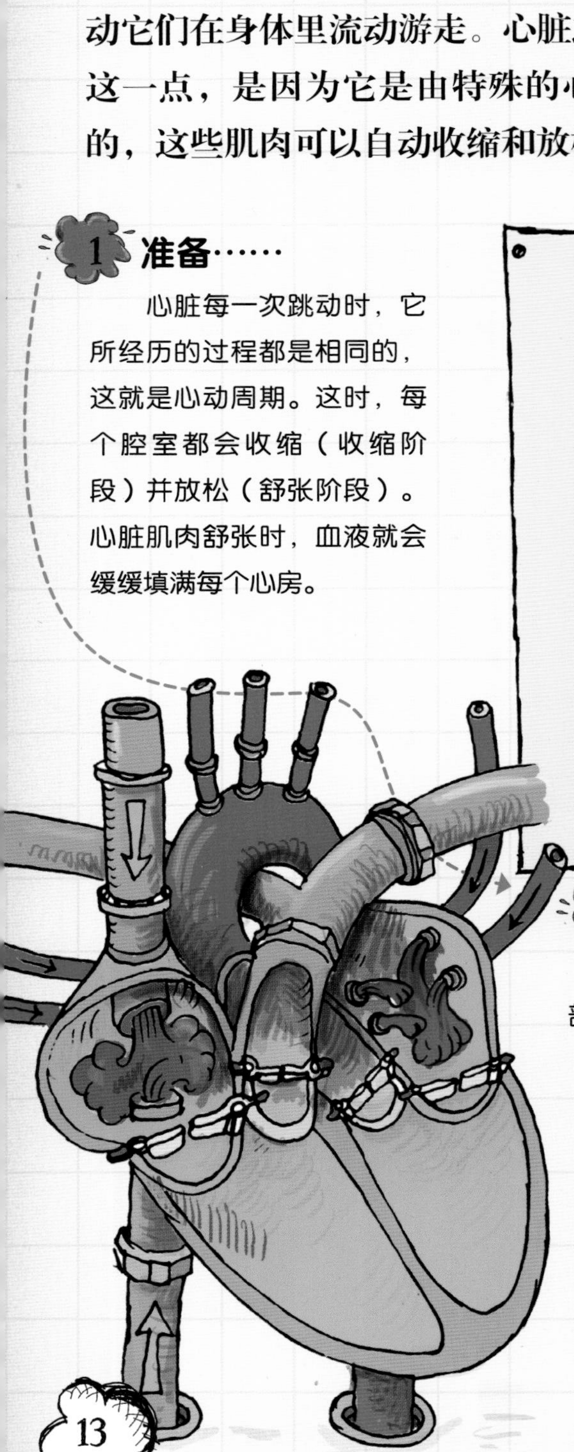

2 挤压！

收缩波会自心脏顶部从左向右扫过，挤压收缩期中的每个心房。当心房受到挤压时，其中的血液就会推开瓣膜，进入心室。瓣膜像一个活板门似的打开，血液会从此流过。

你是如何活动的？

要想进行活动，甚至仅仅静坐着，你都离不开肌肉。没有肌肉，你会像一件旧外套一般塌成一坨。肌肉就是令人惊叹的小马达，无论何时，只要有使用需要，它们即刻就能通过拉紧和放松来进行工作。

即需的肌肉

你拥有两种类型的肌肉：随意肌和不随意肌。超过650块随意肌，即骨骼肌，覆盖着你的骨架，你的意志可以对它们进行控制，这些是在你活动时所要用到的肌肉。你身体里还有不随意肌，它们自动控制着你的心跳等身体功能。

不随意肌

你身体内的肌肉几乎可以自动工作。在你无意识的情况下，或者在你熟睡的时候，它们都在进行调节活动。

不随意肌包括两种类型：平滑肌和心肌。平滑肌位于你的肠道和血管中，呈薄片状，构成了血管或囊袋；心肌可以调节心脏的收缩活动，为你的心脏提供了动力。

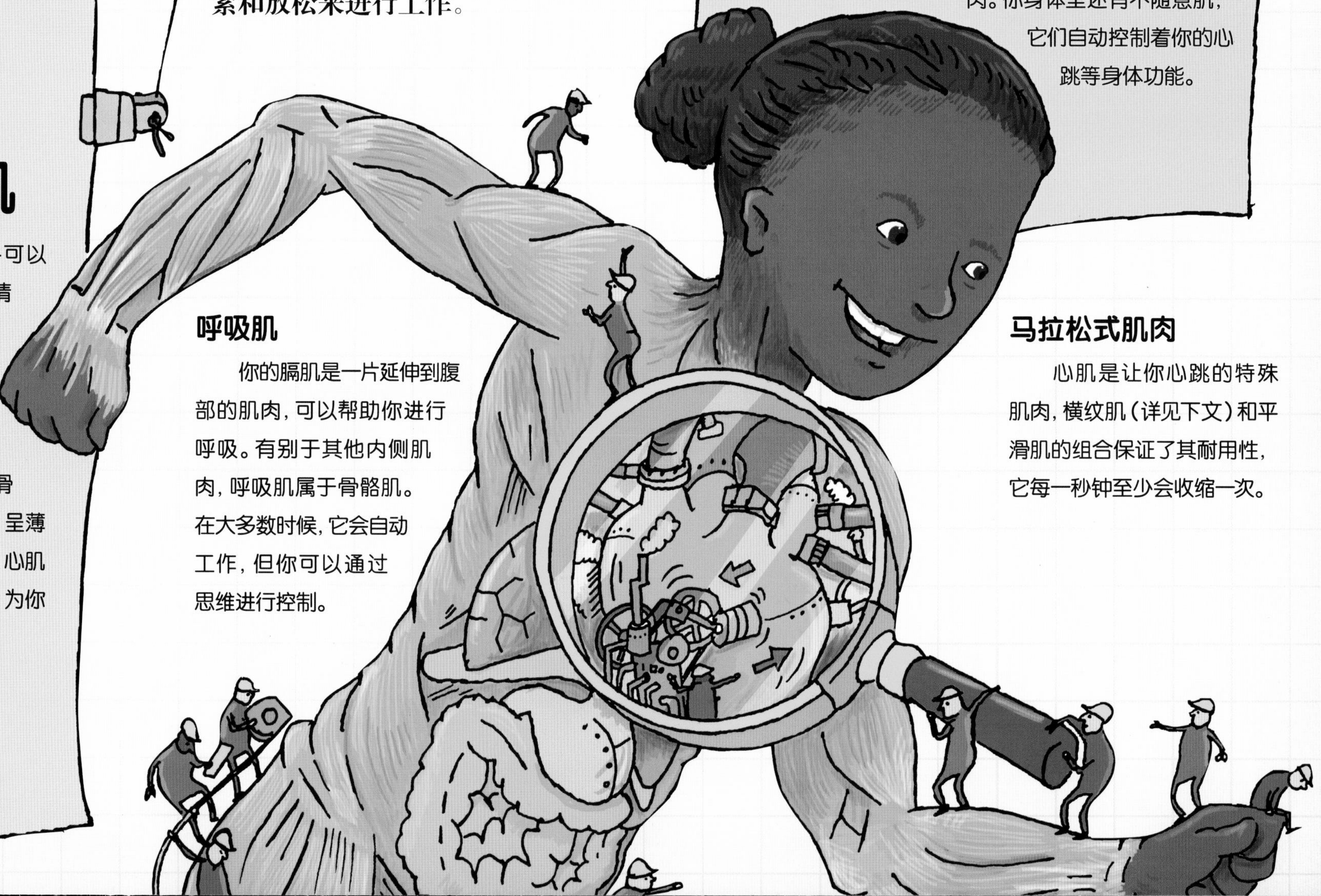

呼吸肌

你的膈肌是一片延伸到腹部的肌肉，可以帮助你进行呼吸。有别于其他内侧肌肉，呼吸肌属于骨骼肌。在大多数时候，它会自动工作，但你可以通过思维进行控制。

马拉松式肌肉

心肌是让你心跳的特殊肌肉，横纹肌（详见下文）和平滑肌的组合保证了其耐用性，它每一秒钟至少会收缩一次。

4 分支

主动脉延伸出的动脉分支是略窄的管道，可以将血液带到身体的每个角落。动脉是将血液带离心脏的血管。

5 局部网络

动脉在全身分叉为狭窄的小动脉，它们构成了局部网络。小动脉分支甚至还会分叉为更小的血管，即毛细血管。

9 加速

静脉将血液回流到心脏。静脉中的血液已将氧气输送给了细胞。氧气使得血液呈鲜红色。因而动脉中的血液呈鲜红色，静脉中的血液却是紫色的。

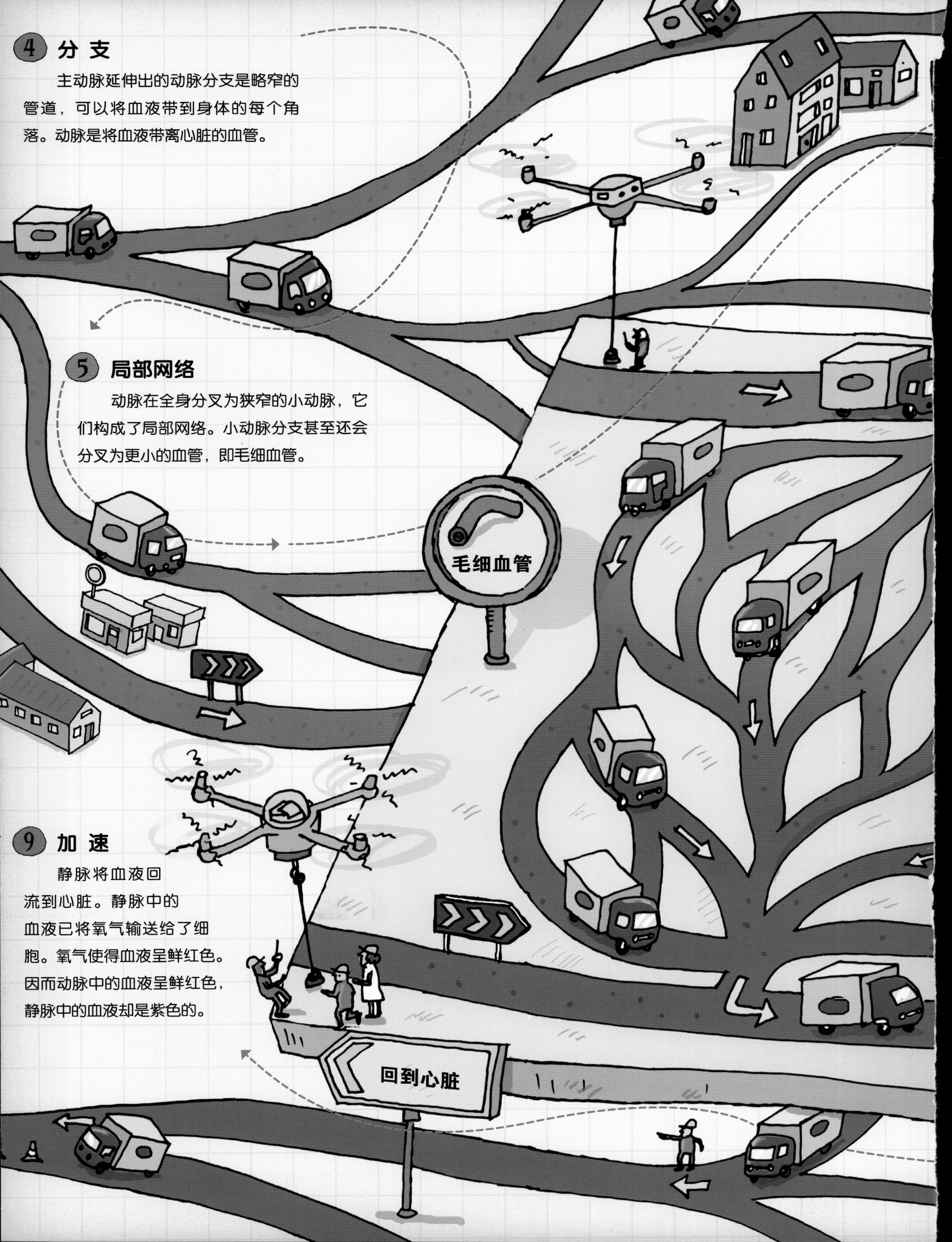

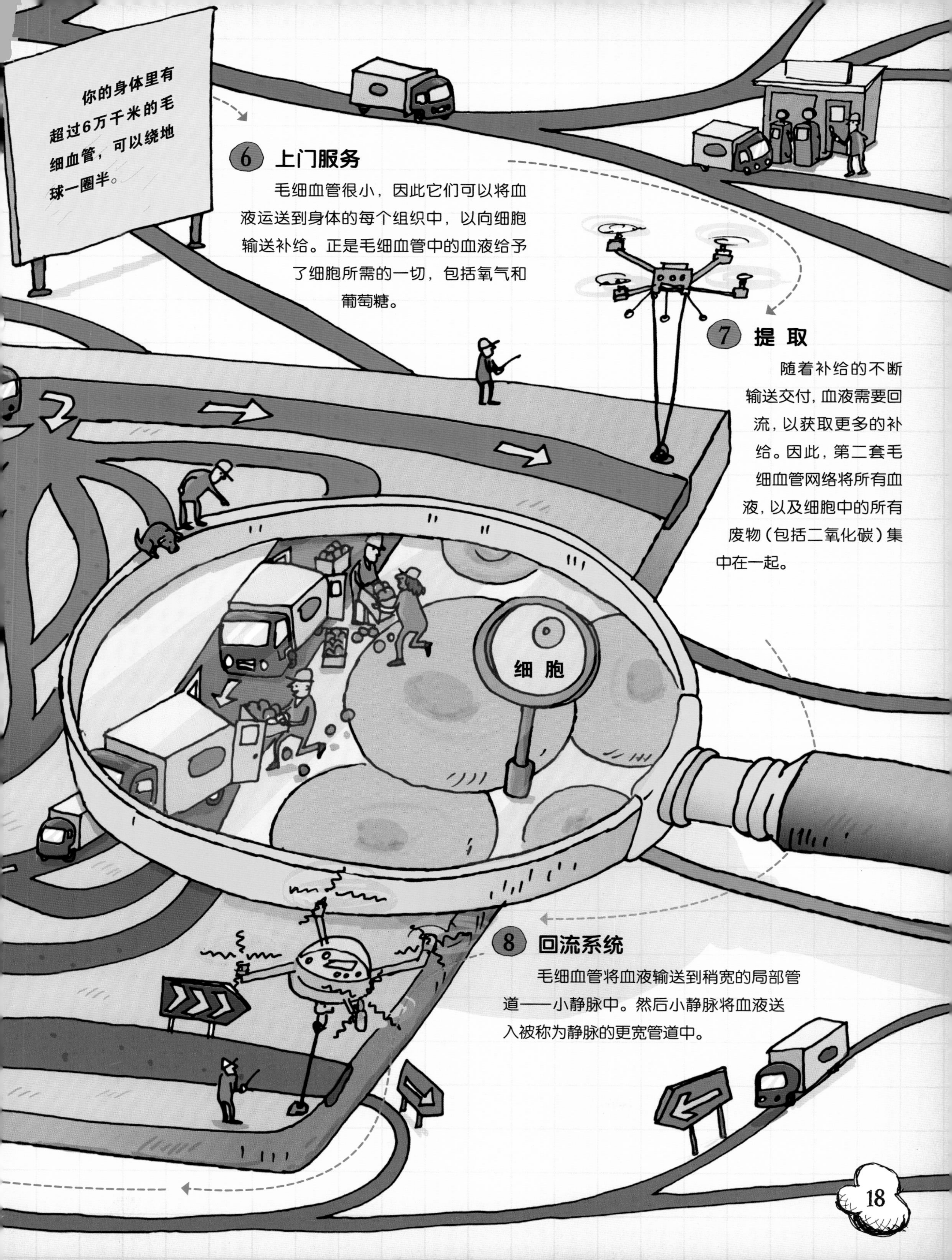
你的身体里有
超过6万千米的毛
细血管，可以绕地
球一圈半。
细 胞

6 上门服务

毛细血管很小，因此它们可以将血液运送到身体的每个组织中，以向细胞输送补给。正是毛细血管中的血液给予了细胞所需的一切，包括氧气和葡萄糖。

7 提 取

随着补给的不断输送交付，血液需要回流，以获取更多的补给。因此，第二套毛细血管网络将所有血液，以及细胞中的所有废物（包括二氧化碳）集中在一起。

8 回流系统

毛细血管将血液输送到稍宽的局部管道——小静脉中。然后小静脉将血液送入被称为静脉的更宽管道中。

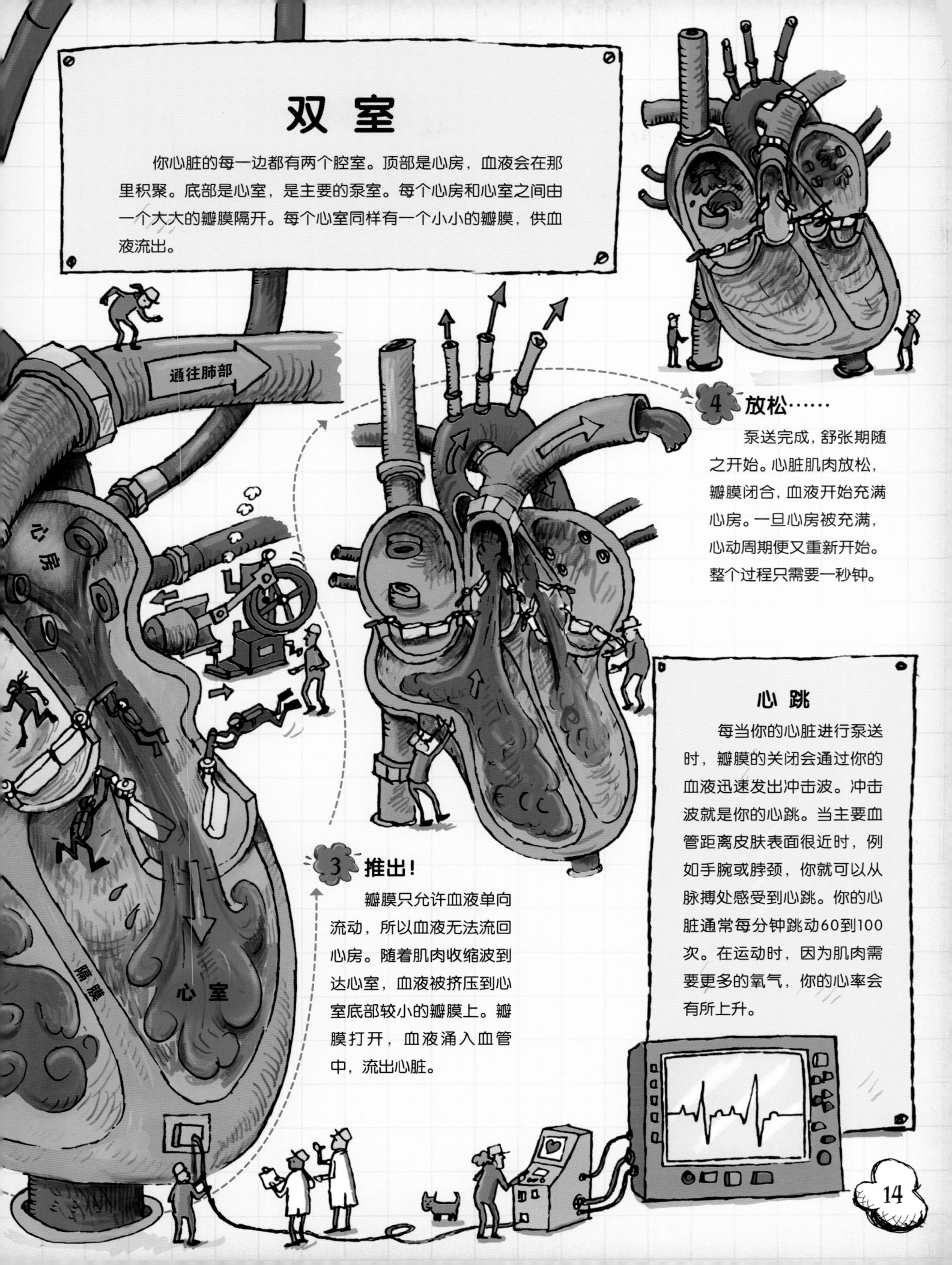

双 室

你心脏的每一边都有两个腔室。顶部是心房，血液会在那里积聚。底部是心室，是主要的泵室。每个心房和心室之间由一个大大的瓣膜隔开。每个心室同样有一个小小的瓣膜，供血液流出。

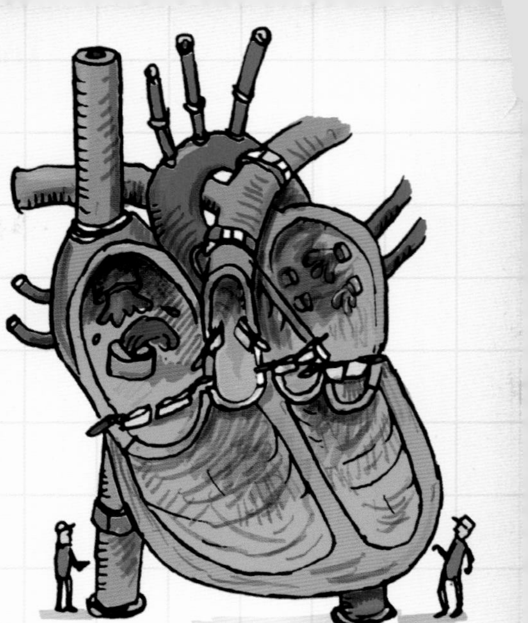

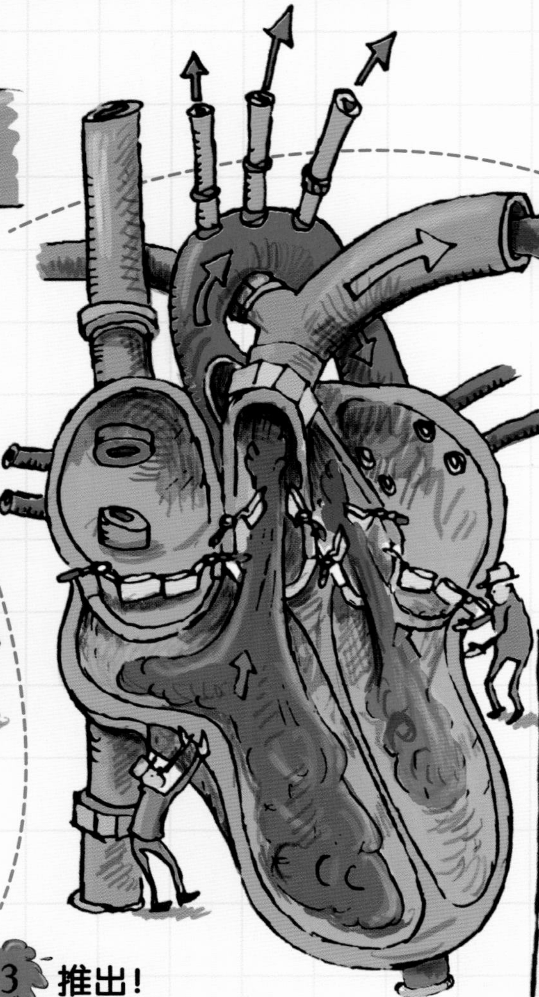

3 推出！

瓣膜只允许血液单向流动，所以血液无法流回心房。随着肌肉收缩波到达心室，血液被挤压到心室底部较小的瓣膜上。瓣膜打开，血液涌入血管中，流出心脏。

4 放松……

泵送完成，舒张期随之开始。心脏肌肉放松，瓣膜闭合，血液开始充满心房。一旦心房被充满，心动周期便又重新开始。整个过程只需要一秒钟。

心 跳

每当你的心脏进行泵送时，瓣膜的关闭会通过你的血液迅速发出冲击波。冲击波就是你的心跳。当主要血管距离皮肤表面很近时，例如手腕或脖颈，你就可以从脉搏处感受到心跳。你的心脏通常每分钟跳动60到100次。在运动时，因为肌肉需要更多的氧气，你的心率会有所上升。

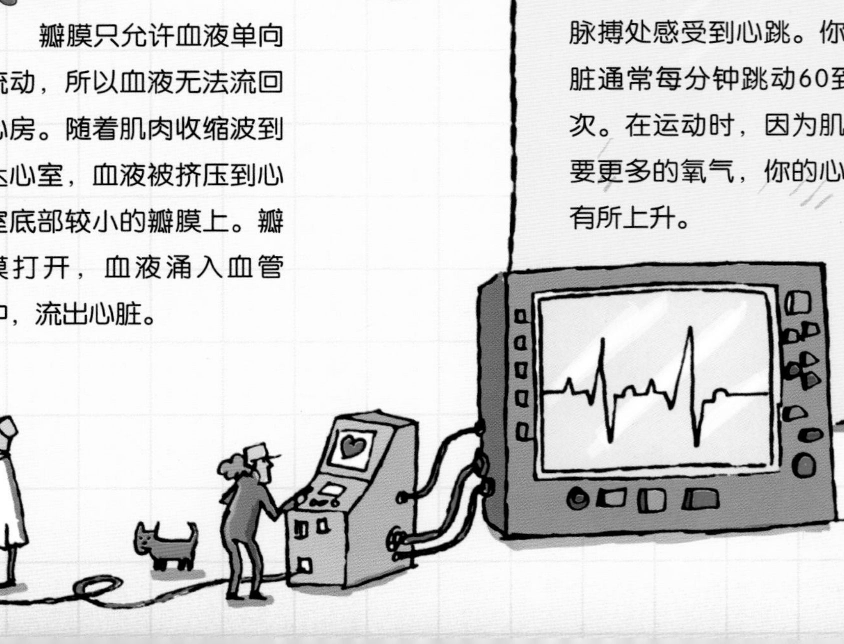

大臀肌

你全身最大块且最强壮的肌肉是你的两块臀肌，它们都叫臀大肌，这个名字来自希腊语中的“大臀部”。它们让你的臀部和大腿进行活动。当你站起来、爬楼梯，或仅仅只是站立时——在进行工作的正是你的大臀肌。

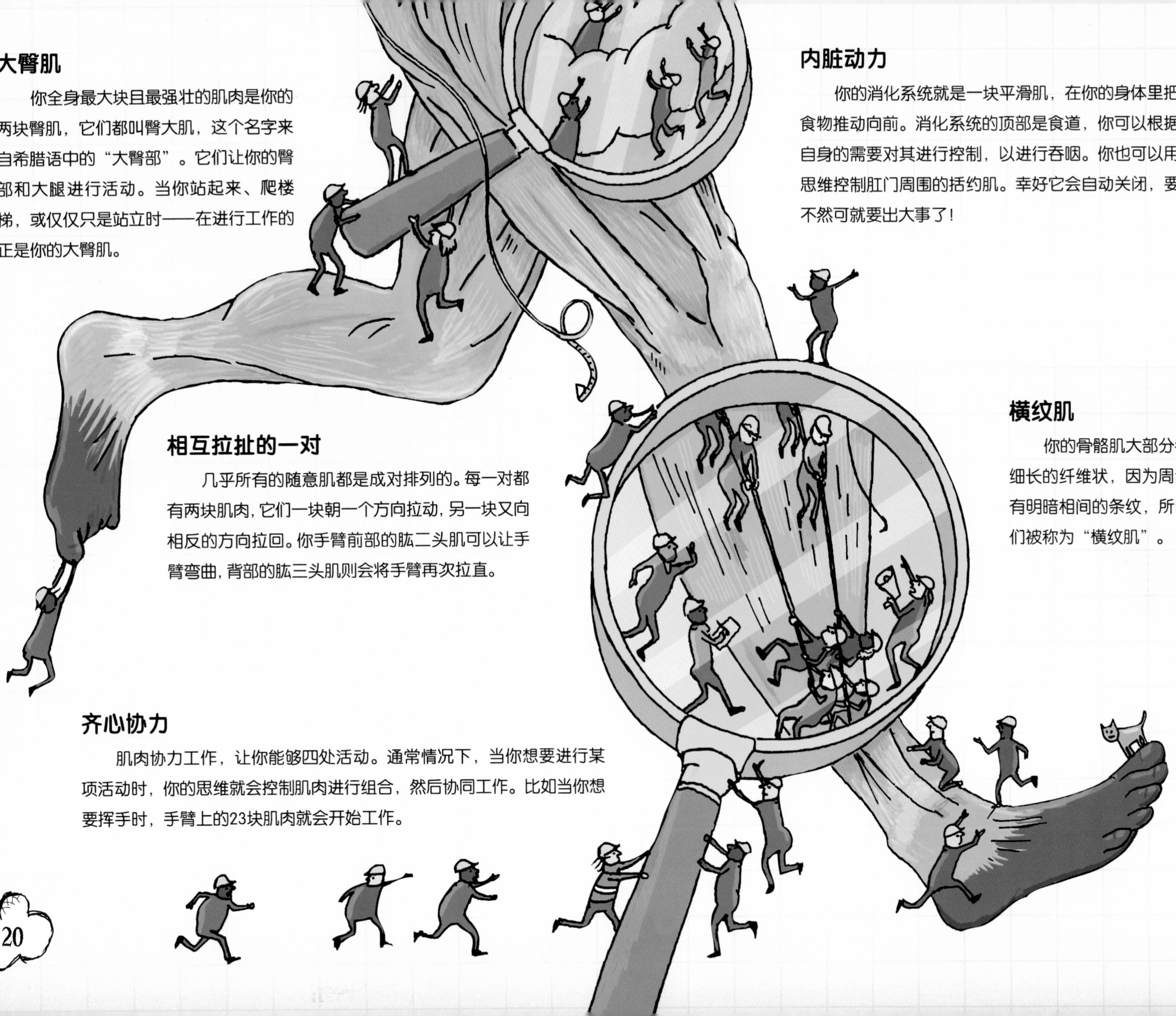

内脏动力

你的消化系统就是一块平滑肌，在你的身体里把食物推动向前。消化系统的顶部是食道，你可以根据自身的需要对其进行控制，以进行吞咽。你也可以用思维控制肛门周围的括约肌。幸好它会自动关闭，要不然可就要出大事了！

相互拉扯的一对

几乎所有的随意肌都是成对排列的。每一对都有两块肌肉，它们一块朝一个方向拉动，另一块又向相反的方向拉回。你手臂前部的肱二头肌可以让手臂弯曲，背部的肱三头肌则会将手臂再次拉直。

横纹肌

你的骨骼肌大部分都呈细长的纤维状，因为周边长有明暗相间的条纹，所以它们被称为“横纹肌”。

齐心协力

肌肉协力工作，让你能够四处活动。通常情况下，当你想要进行某项活动时，你的思维就会控制肌肉进行组合，然后协同工作。比如当你想要挥手时，手臂上的23块肌肉就会开始工作。

肌肉是如何工作的？

肌肉是由一束束被称为肌纤维的绳状细胞构成的。这些纤维只做一件很简单的事情：进行收缩，或者说是缩短。当它们缩短时，肌肉会拉扯骨架上的两点。你所做的每一个动作——只不过是肌肉在收缩。

动力单元

肌纤维由许多被称为肌节的微小装置构成，每个单位都已整装待发，准备好施展拉力。它们的力量来自两股互相咬合的微丝——由肌动蛋白构成的薄而扭曲的微丝，以及由肌球蛋白构成的更粗且更光滑的微丝。

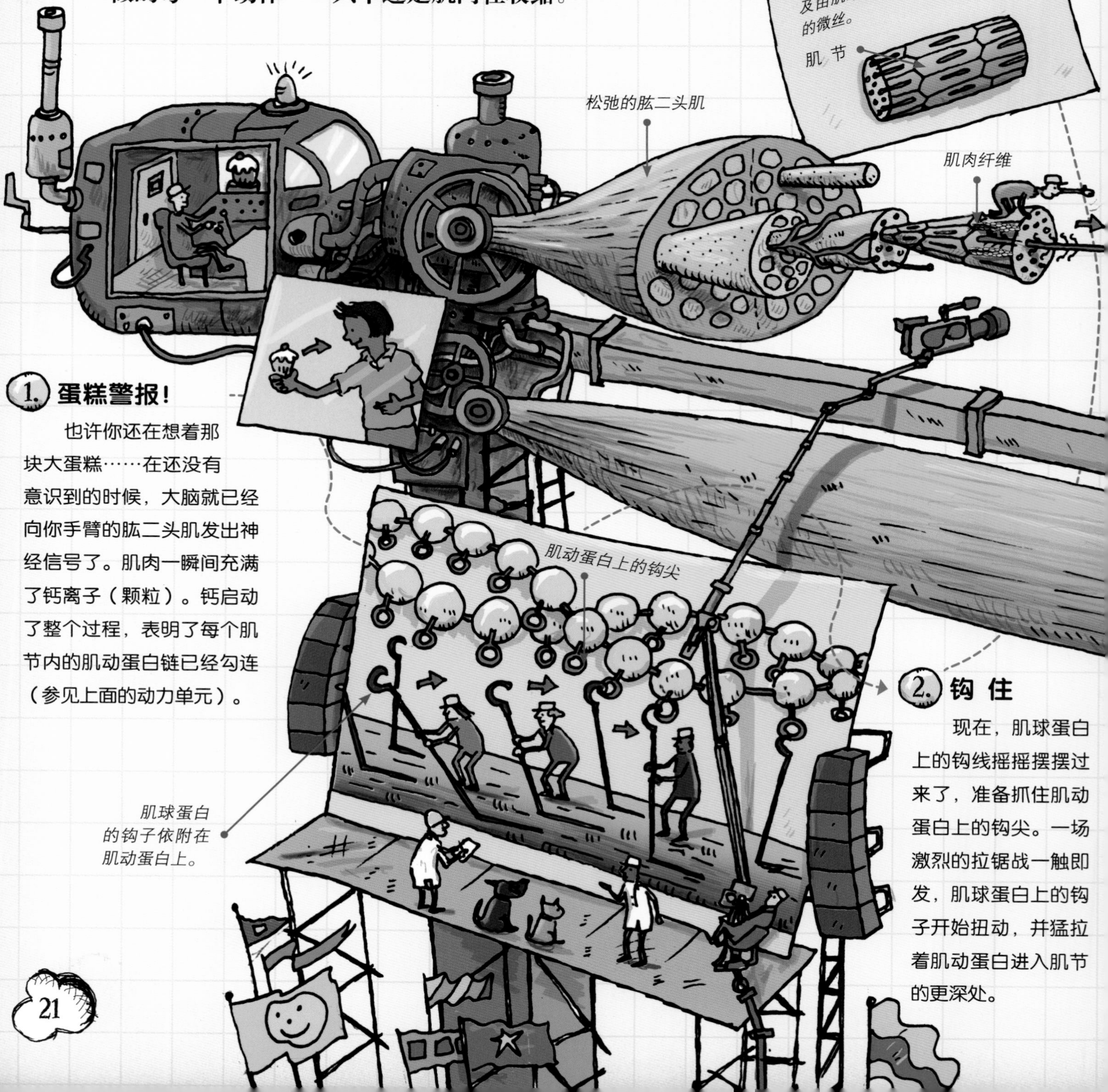

肌节
松弛的肱二头肌
肌肉纤维
肌动蛋白上的钩尖
肌球蛋白
的钩子依附在
肌动蛋白上。

1. 蛋糕警报！

也许你还在想着那块大蛋糕……在还没有意识到的时候，大脑就已经向你手臂的肱二头肌发出神经信号了。肌肉一瞬间充满了钙离子（颗粒）。钙启动了整个过程，表明了每个肌节内的肌动蛋白链已经勾连（参见上面的动力单元）。

2. 钩 住

现在，肌球蛋白上的钩线摇摇摆摆过来了，准备抓住肌动蛋白上的钩尖。一场激烈的拉锯战一触即发，肌球蛋白上的钩子开始扭动，并猛拉着肌动蛋白进入肌节的更深处。

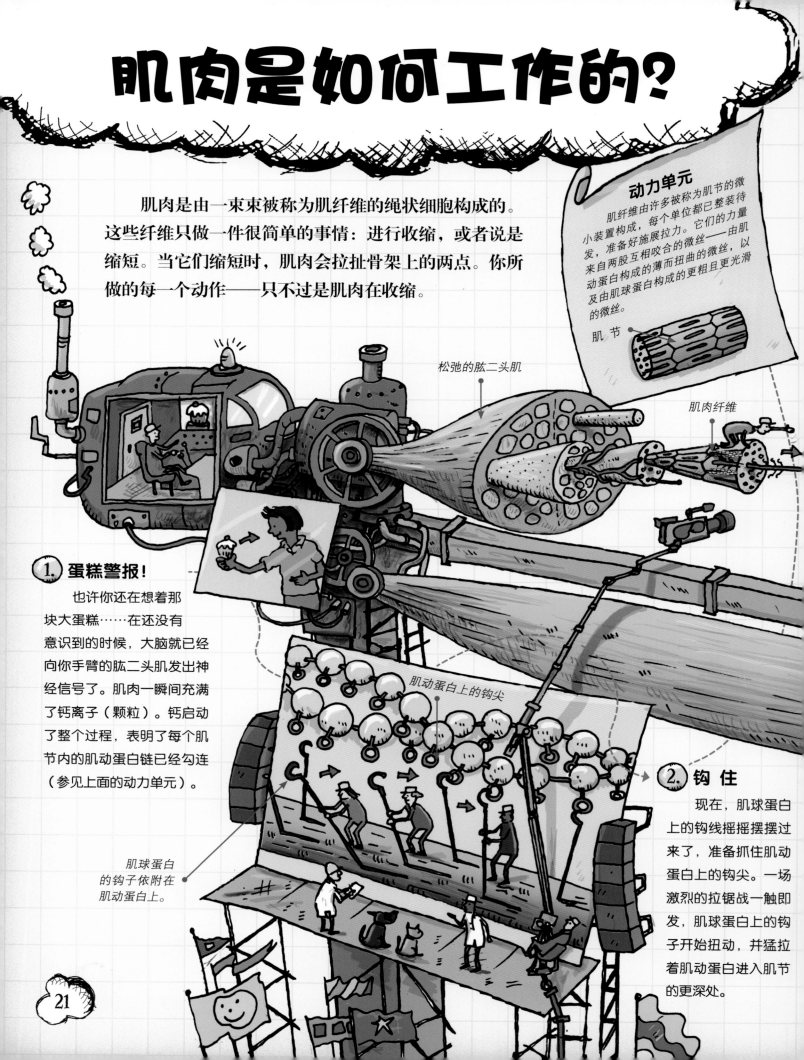

3. 钩连钩

在钩尖接触到下一个钩子之前，每个钩子只会稍微拉动一小段距离。肌动蛋白通过钩连钩的方式，越来越深入肌节。这时，动力装置会变得越来越短。

4. 力量收缩

随着成千上万的肌节变短，整个肌肉强健有力地进行着收缩。在此过程中，它拉扯着一种被称为肌腱的结缔组织，肌腱就像连接在下臂骨骼上的电缆。随即，你的手臂开始抬升，将蛋糕送入口中……

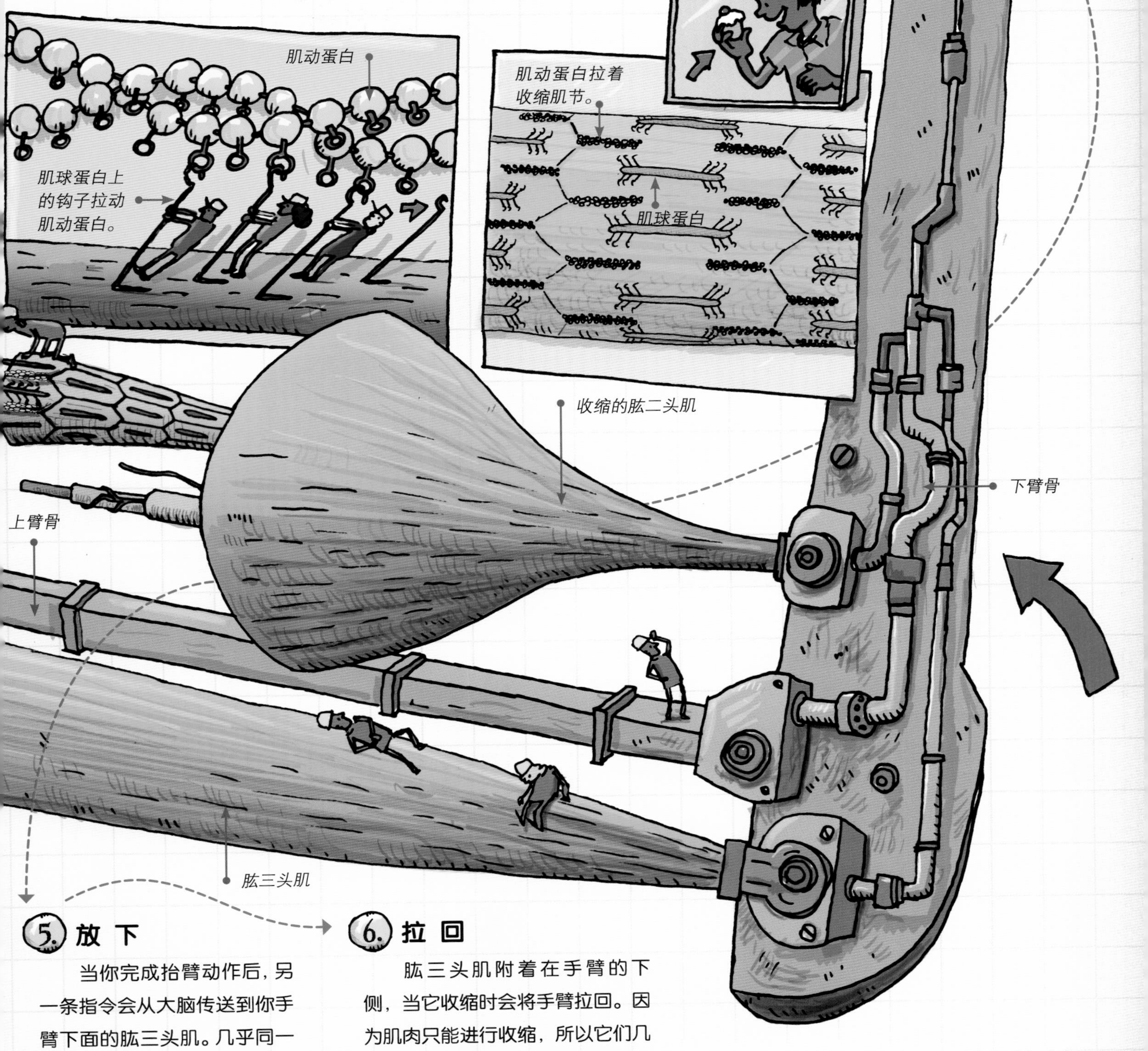
肌动蛋白
肌球蛋白上的钩子拉动肌动蛋白。
肌动蛋白拉着收缩肌节。
肌球蛋白
收缩的肱二头肌
下臂骨
上臂骨
肱三头肌

5. 放 下

当你完成抬臂动作后，另一条指令会从大脑传送到你手臂下面的肱三头肌。几乎同一时刻，在你利用肱二头肌抬起手臂的同时，你的肱三头肌也将会开始进行同样的程序。

6. 拉 回

肱三头肌附着在手臂的下侧，当它收缩时会将手臂拉回。因为肌肉只能进行收缩，所以它们几乎只能像这样成对工作。每当一块肌肉收缩后，都必须由另一块肌肉将它拉回初始的长度。

你是如何变强壮的？

许多人在日常生活中并不怎么运动。但顶级的运动员们则进行高强度训练，保持身强体壮。他们必须努力锻炼，练习项目包括跑步以及其他健身训练。

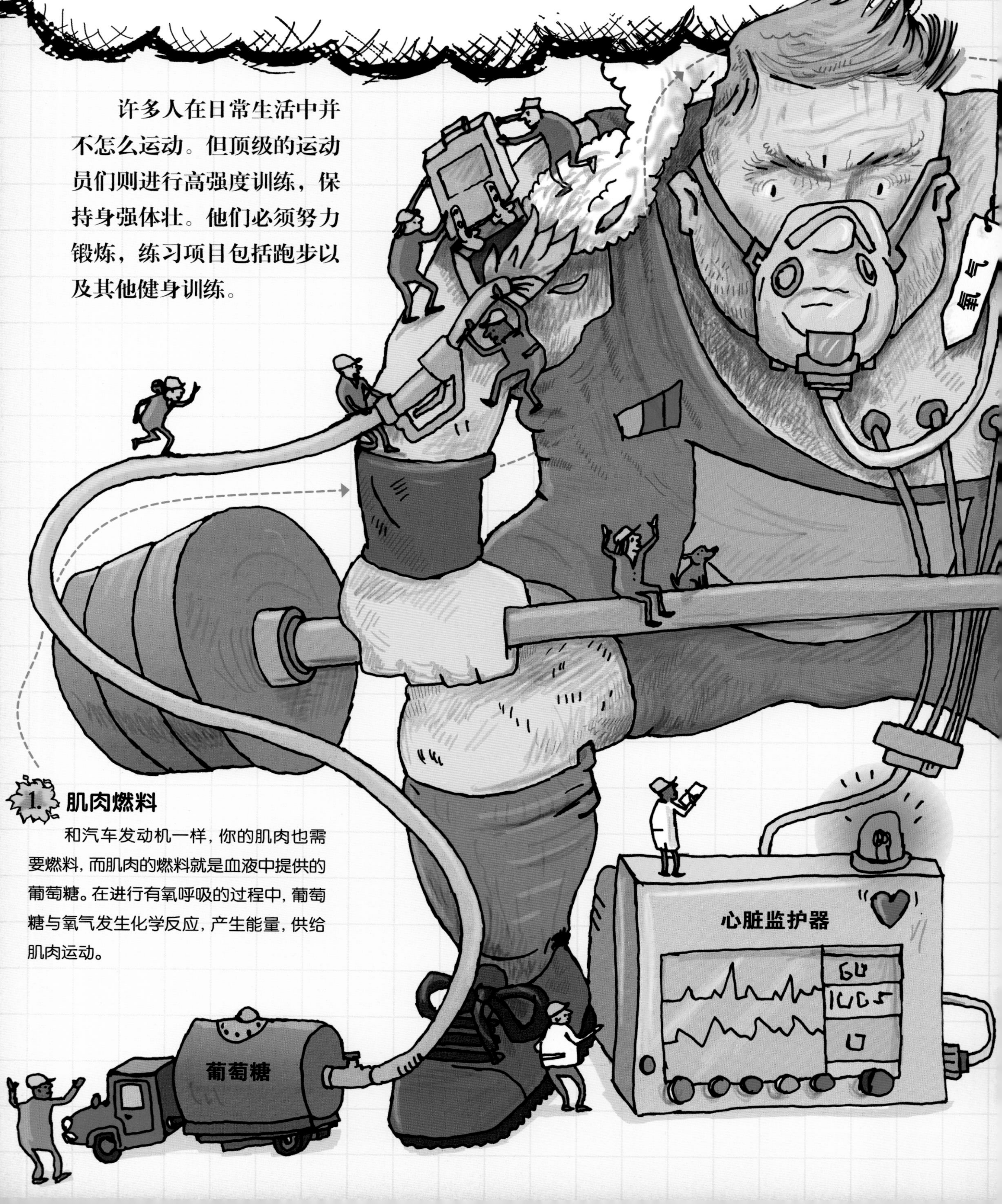

1. 肌肉燃料

和汽车发动机一样，你的肌肉也需要燃料，而肌肉的燃料就是血液中提供的葡萄糖。在进行有氧呼吸的过程中，葡萄糖与氧气发生化学反应，产生能量，供给肌肉运动。

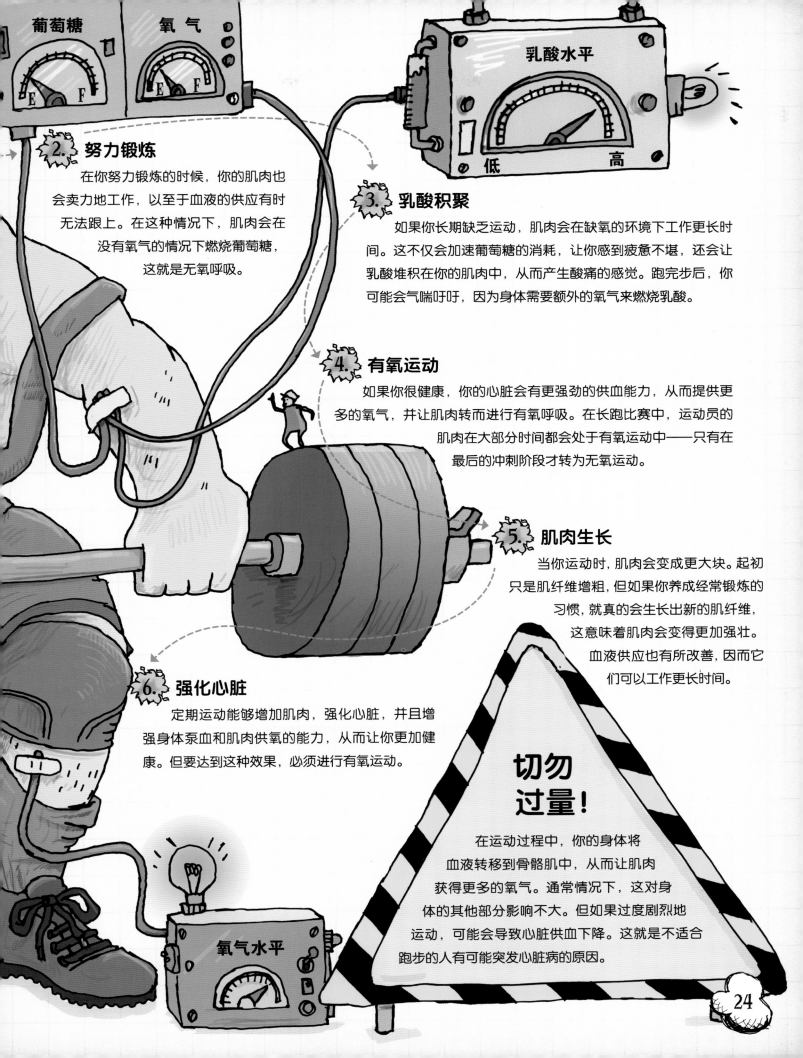

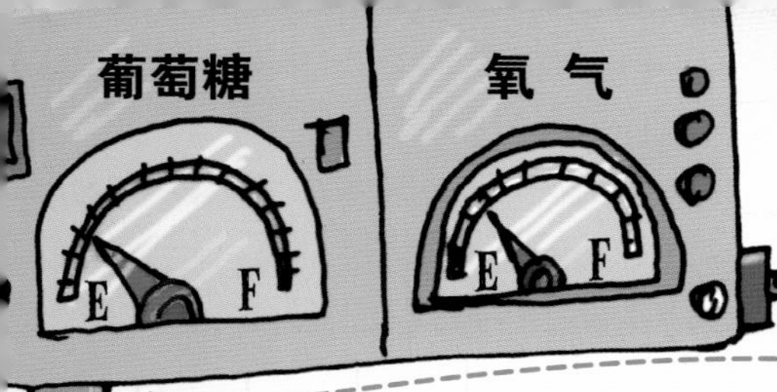

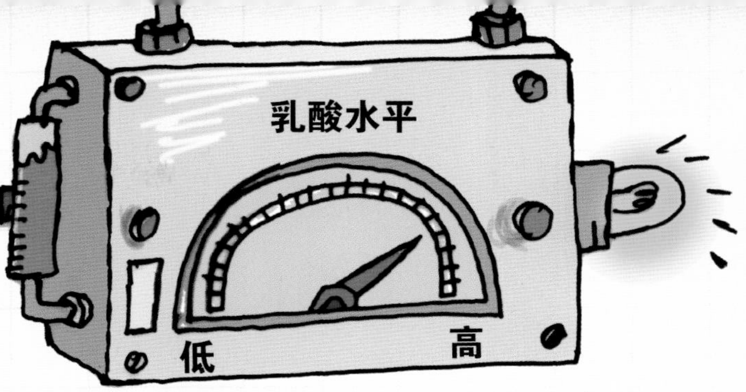

2. 努力锻炼

在你努力锻炼的时候，你的肌肉也会卖力地工作，以至于血液的供应有时无法跟上。在这种情况下，肌肉会在没有氧气的情况下燃烧葡萄糖，这就是无氧呼吸。

3. 乳酸积聚

如果你长期缺乏运动，肌肉会在缺氧的环境下工作更长时间。这不仅会加速葡萄糖的消耗，让你感到疲惫不堪，还会让乳酸堆积在你的肌肉中，从而产生酸痛的感觉。跑完步后，你可能会气喘吁吁，因为身体需要额外的氧气来燃烧乳酸。

4. 有氧运动

如果你很健康，你的心脏会有更强劲的供血能力，从而提供更多的氧气，并让肌肉转而进行有氧呼吸。在长跑比赛中，运动员的肌肉在大部分时间都会处于有氧运动中——只有在最后的冲刺阶段才转为无氧运动。

5. 肌肉生长

当你运动时，肌肉会变成更大块。起初只是肌纤维增粗，但如果你养成经常锻炼的习惯，就真的会生长出新的肌纤维，这意味着肌肉会变得更加强壮。血液供应也有所改善，因而它们可以工作更长时间。

6. 强化心脏

定期运动能够增加肌肉，强化心脏，并且增强身体泵血和肌肉供氧的能力，从而让你更加健康。但要达到这种效果，必须进行有氧运动。

切勿过量！

在运动过程中，你的身体将血液转移到骨骼肌中，从而让肌肉获得更多的氧气。通常情况下，这对身体的其他部分影响不大。但如果过度剧烈地运动，可能会导致心脏供血下降。这就是不适合跑步的人有可能突发心脏病的原因。

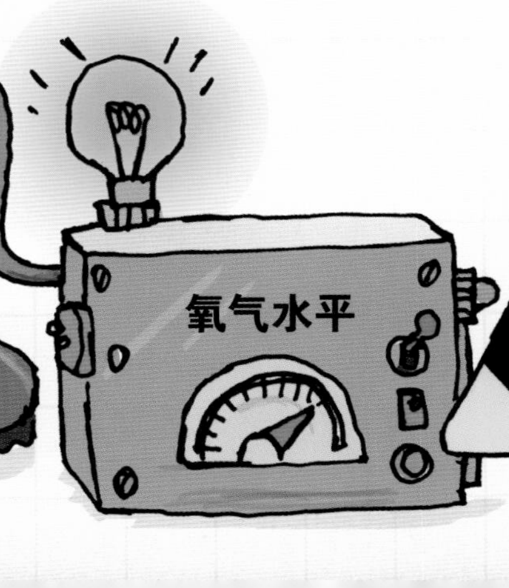

你是如何说话的？

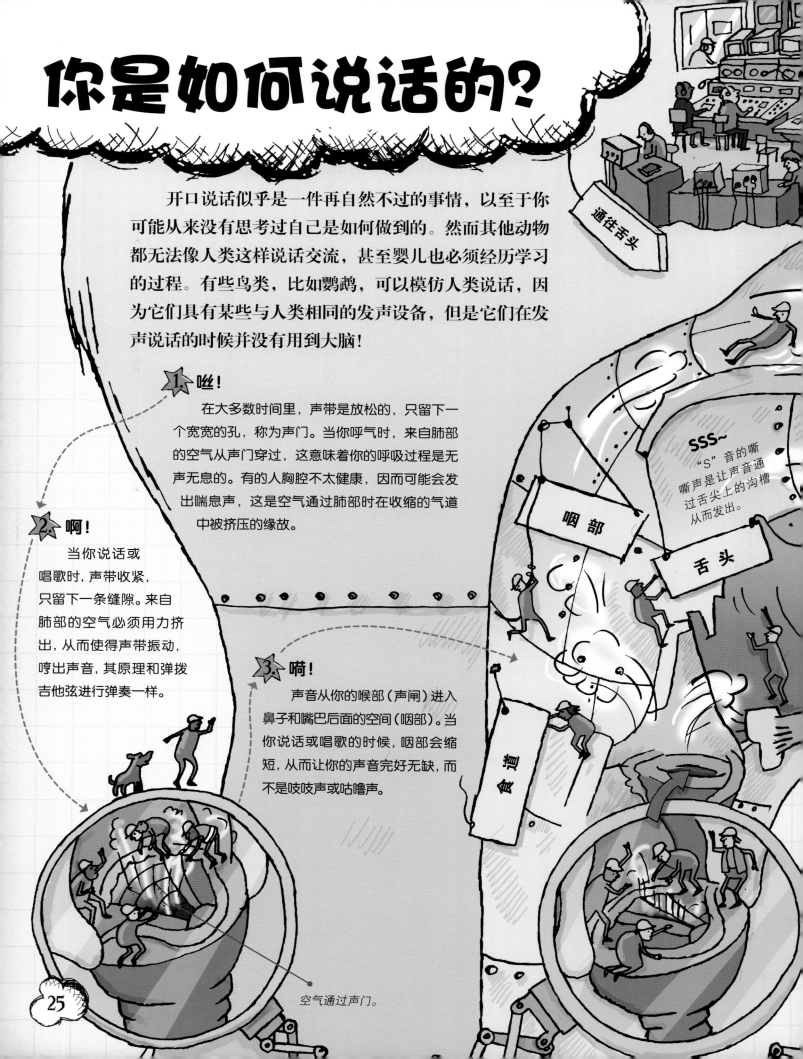

开口说话似乎是一件再自然不过的事情，以至于你可能从来没有思考过自己是如何做到的。然而其他动物都无法像人类这样说话交流，甚至婴儿也必须经历学习的过程。有些鸟类，比如鹦鹉，可以模仿人类说话，因为它们具有某些与人类相同的发声设备，但是它们在发声说话的时候并没有用到大脑！

1. 咝！

在大多数时间里，声带是放松的，只留下一个宽宽的孔，称为声门。当你呼气时，来自肺部的空气从声门穿过，这意味着你的呼吸过程是无声无息的。有的人胸腔不太健康，因而可能会发出喘息声，这是空气通过肺部时在收缩的气道中被挤压的缘故。

2. 啊！

当你说话或唱歌时，声带收紧，只留下一条缝隙。来自肺部的空气必须用力挤出，从而使得声带振动，哼出声音，其原理和弹拨吉他弦进行弹奏一样。

3. 嗬！

声音从你的喉部（声闸）进入鼻子和嘴巴后面的空间（咽部）。当你说话或唱歌的时候，咽部会缩短，从而让你的声音完好无缺，而不是吱吱声或咕噜声。

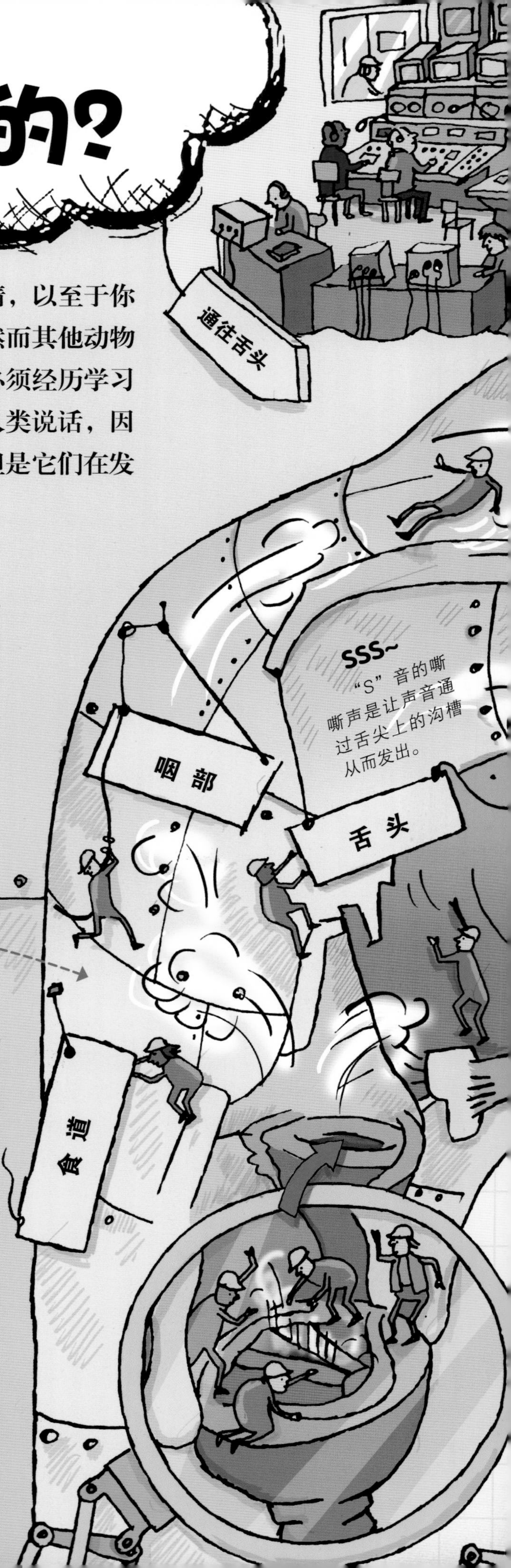
通往舌头
SSS~
"S"音的嘶嘶声是让声音通过舌尖上的沟槽从而发出。
咽部
舌头
食道

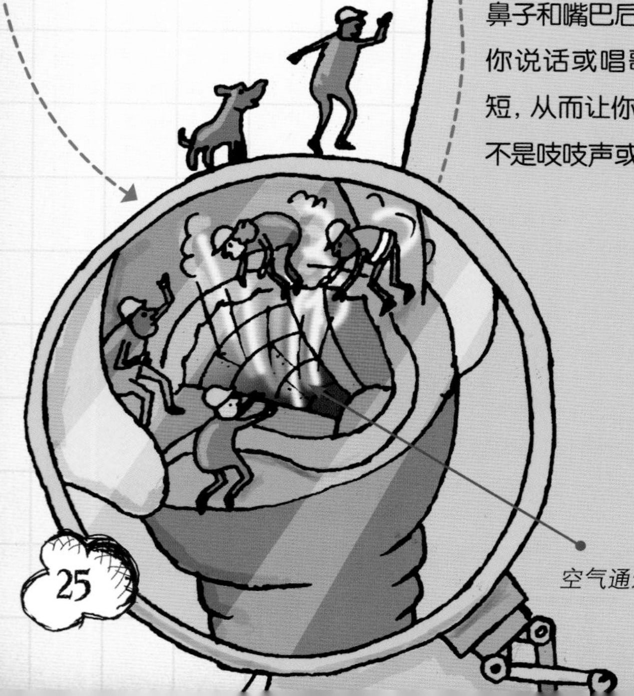

空气通过声门。

声音的制造

你的声带发出基本的声音，而你的口腔、嘴唇和舌头将它们塑造成不同的字母。当然还是需要你的大脑发送信号，才能控制嘴巴里冒出哪个字母。由此字母构成单词，单词串连成句。形成语言的关键部分是位于你大脑前部的布罗卡斯语言区。

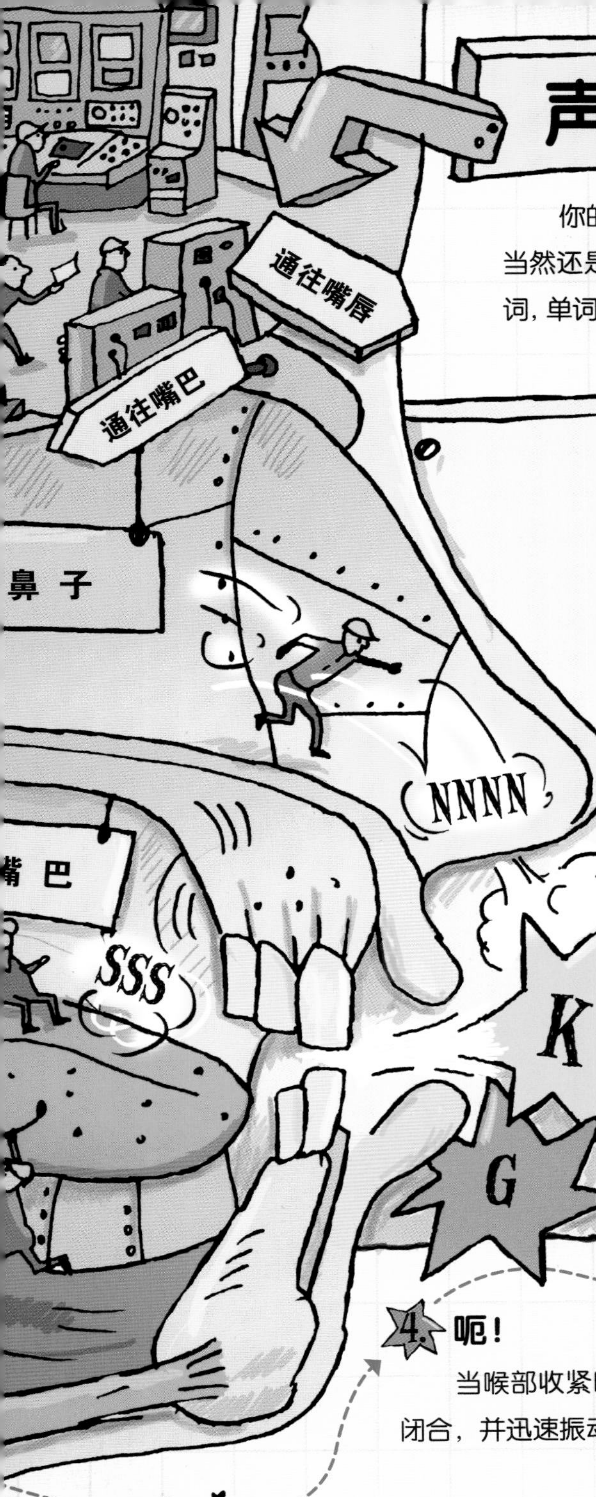

声音的塑形

发出“h”这个音和说话是不一样的。光使用喉咙，你只能发“a”、“o”、“e”、“i”、“u”这几个元音。要想说出其他字母，比如气流受到阻碍而发出的辅音，需要运用你的嘴唇、牙齿、舌头和鼻子，让基本音发生改变。这就是所谓的发音。

鼻音

“m”和“n”是将声音通过鼻腔发出的。

FFFFF

ZZZ

MMMM

擦音

像是“f”和“v”、“s”和“sh”这些声音是通过摩擦发出的。你的口腔对声音的流动产生干扰，从而造成急气流。

塞音

一些辅音，例如“b”和“p”、“d”和“t”、“k”和“g”就是通过阻挡声音，然后突然冲破阻碍而发出的。这些爆发性的短促声音被称为爆破音。

K T G P B D

VVV

4. 呃！

当喉部收紧时，声带会在声门周围闭合，并迅速振动，发出高音。

5. 噢！

当喉部松弛时，声门敞开，声带缓慢振动，发出低音。

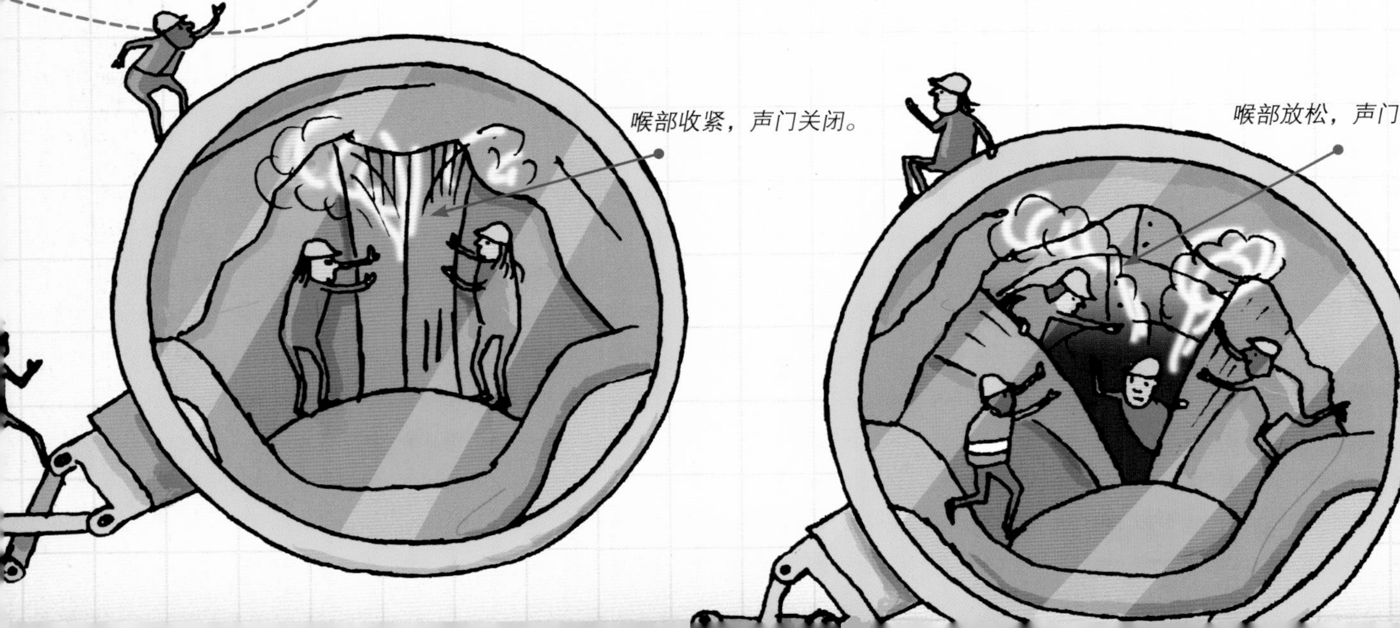

喉部收紧，声门关闭。

喉部放松，声门敞开。

你的身体表面是什么?

皮肤是你身体的外壳，也是全身最大的器官。它有着超强的防水和防菌功能，能帮助你的身体抵御寒冷，还能释放出体内多余的热量。它能对触觉做出反应，让你熟悉周围的环境。它甚至能从阳光中制造维生素D，为你提供营养。皮肤仅有2毫米厚，却是由多层组织构成的。

1. 脱掉的皮肤：角质层

表皮的最外层主要由死亡和即将死亡的角蛋白填充细胞构成。这些皮革般的细胞既坚硬又用之即弃。为了保证功效的发挥，你的皮肤必须不断更新。新生的细胞一直推至表层，然后变平，死亡，并变成一种坚韧的材料，即角蛋白。每分钟有超过4万个这样的死细胞脱落。你一生会脱掉将近50千克的皮肤！

2. 变得坚硬：颗粒层

在颗粒层中，皮肤细胞失去细胞核并呈颗粒状。细胞开始死亡，并充满了坚韧的角蛋白纤维。这个过程被称为角质化。

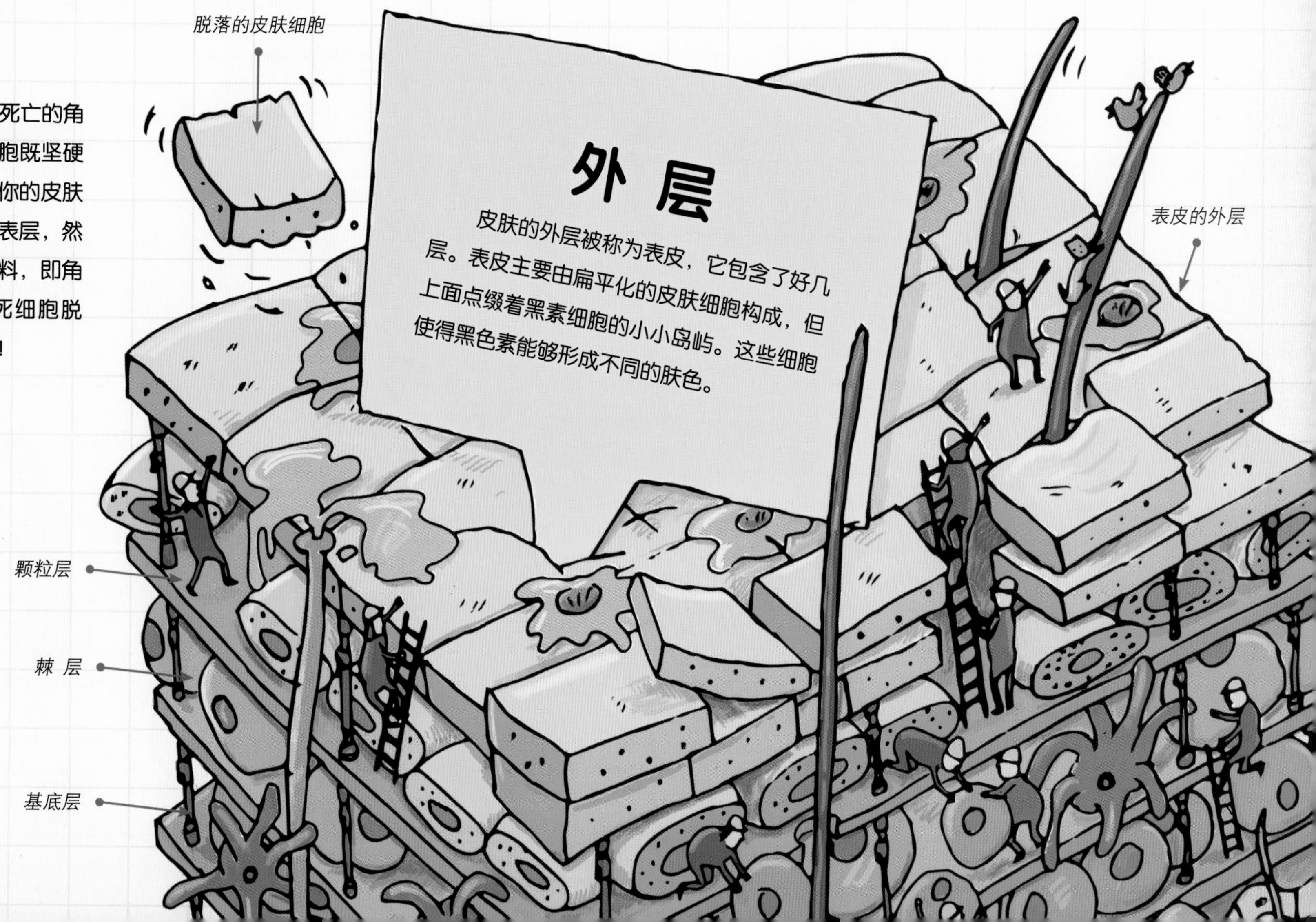
脱落的皮肤细胞
外层
皮肤的外层被称为表皮，它包含了好几层。表皮主要由扁平化的皮肤细胞构成，但上面点缀着黑素细胞的小小岛屿。这些细胞使得黑色素能够形成不同的肤色。
表皮的外层
颗粒层
棘 层
基底层

3. 安全保障：棘层

充满棘状突起的棘层细胞在帮助身体识别病菌时发挥了重要作用。

4. 细胞工厂：基底层

在表皮的底层，新的皮肤细胞不断被大量生产，并准备上移至皮肤表层，以代替脱落的旧细胞。

5. 隆起和起皱

真皮的上层覆盖着微小的指状隆起，它们被锁在表皮里并将其固定在位。它们还会起皱，你的指纹就是这么来的。

6. 网状层

网状层由坚韧的胶原纤维组成，它们像毛毡一样交织在一起。

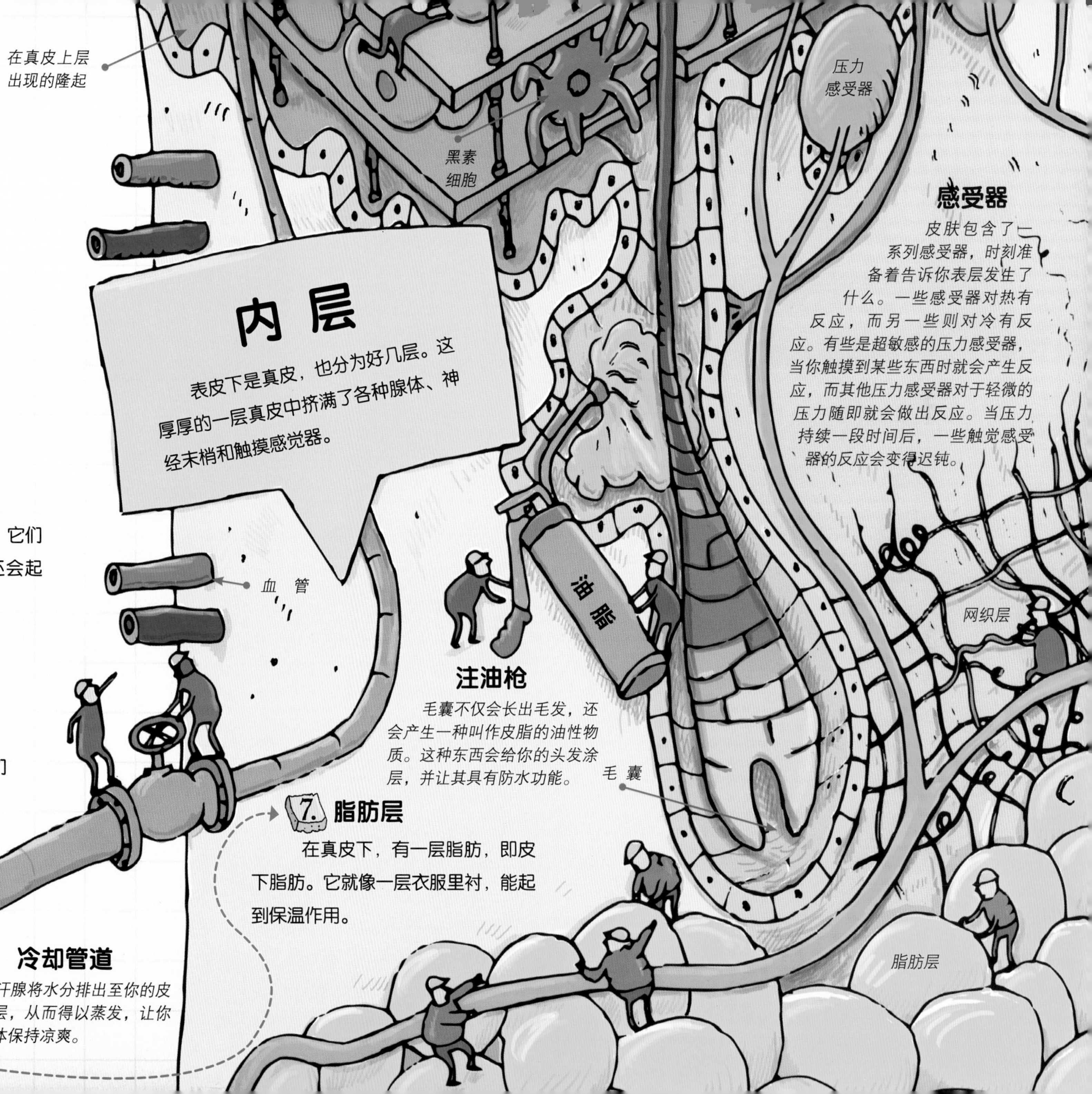

内层

表皮下是真皮，也分为好几层。这厚厚的一层真皮中挤满了各种腺体、神经末梢和触摸感觉器。

感受器

皮肤包含了一系列感受器，时刻准备着告诉你表层发生了什么。一些感受器对热有反应，而另一些则对冷有反应。有些是超敏感的压力感受器，当你触摸到某些东西时就会产生反应，而其他压力感受器对于轻微的压力随即就会做出反应。当压力持续一段时间后，一些触觉感受器的反应会变得迟钝。

注油枪

毛囊不仅会长出毛发，还会产生一种叫作皮脂的油性物质。这种东西会给你的头发涂层，并让其具有防水功能。

7. 脂肪层

在真皮下，有一层脂肪，即皮下脂肪。它就像一层衣服里衬，能起到保温作用。

冷却管道

汗腺将水分排出至你的皮肤表层，从而得以蒸发，让你的身体保持凉爽。

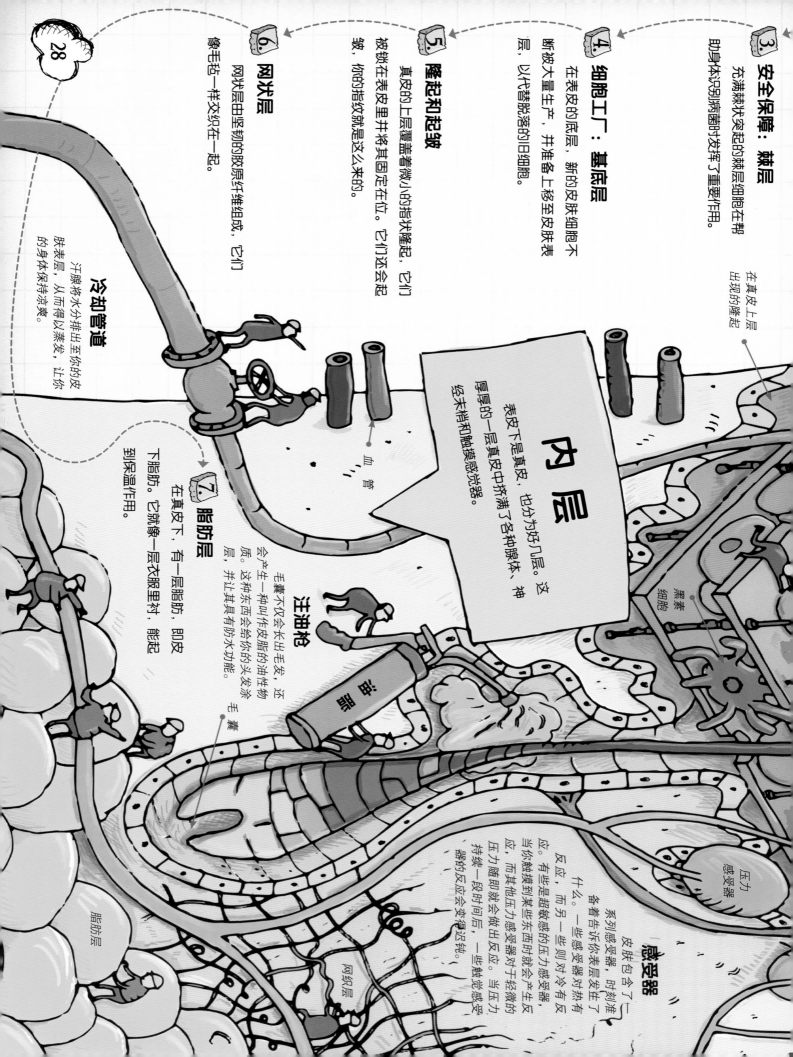

旋转关节

脖子上的旋转关节可以让你将头部向左和向右转动。

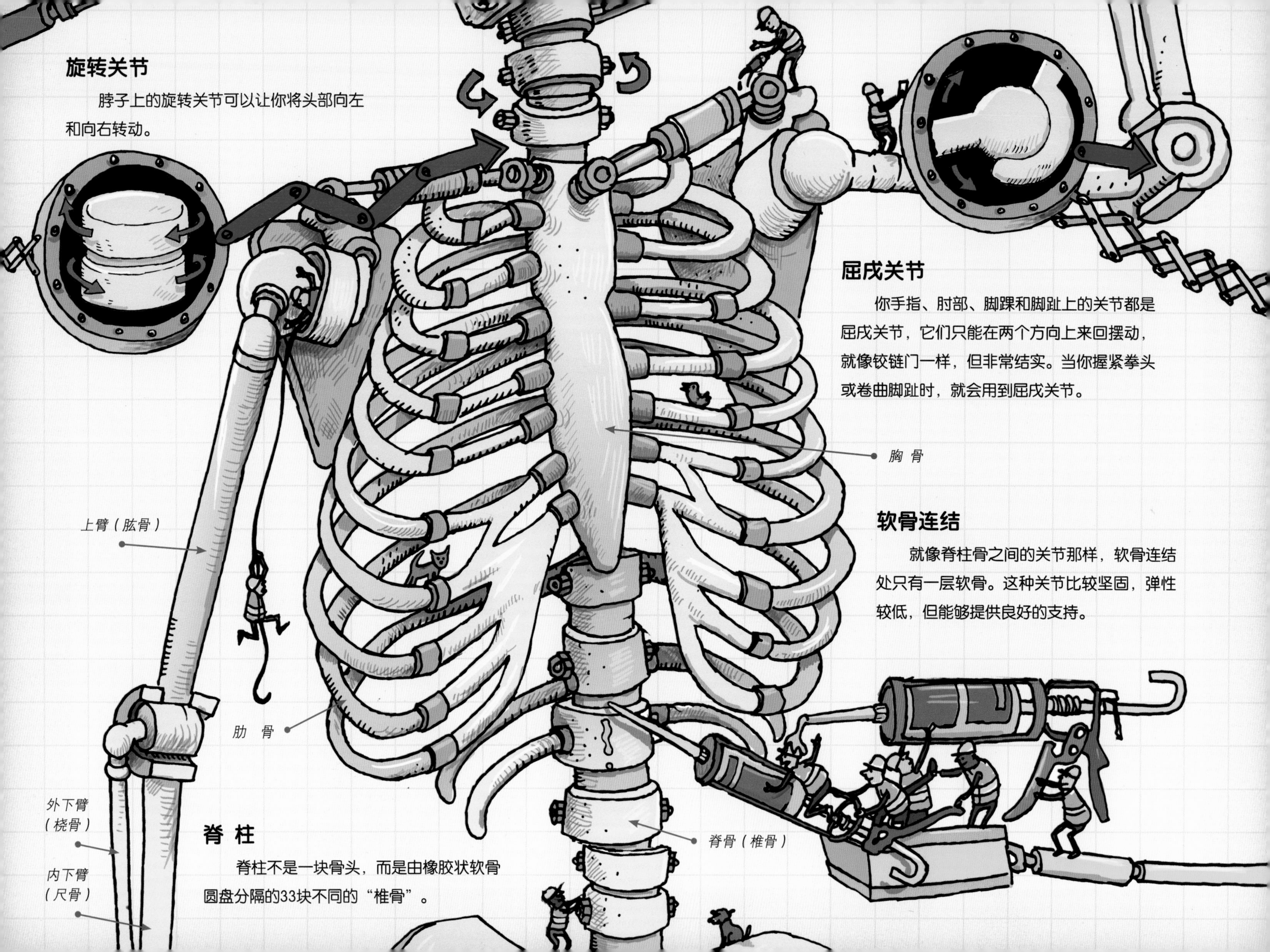

屈戌关节

你手指、肘部、脚踝和脚趾上的关节都是屈戌关节，它们只能在两个方向上来回摆动，就像铰链门一样，但非常结实。当你握紧拳头或卷曲脚趾时，就会用到屈戌关节。

软骨连结

就像脊柱骨之间的关节那样，软骨连结处只有一层软骨。这种关节比较坚固，弹性较低，但能够提供良好的支持。

脊 柱

脊柱不是一块骨头，而是由橡胶状软骨圆盘分隔的33块不同的“椎骨”。

人体大拼装

骨架是把你的身体拼装在一起的骨骼框架，在肌肉进行活动的时候，它们提供了支点。骨架也支撑着你的皮肤和其他组织，还保护着你的心脏、大脑和其他器官。你全身有206块骨头，它们被橡胶状的软骨所包裹，并由被称为韧带的纤维绑在一起。

中轴骨

你的中轴骨是骨架顶部的核心，由头骨、脊柱和肋骨组成。成人身上超过80块骨头属于中轴骨。

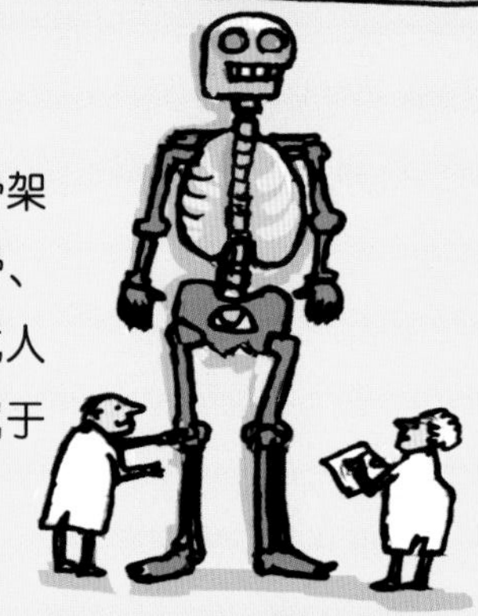

附肢骨骼

骨架的其余部分是附肢骨骼，是基于中轴骨的基础构建展开而成的，包括了肩膀、手和臂、臀、腿和脚上的骨头。附肢骨骼由120多块骨头组成。

关 节

尽管你的骨架坚固而强硬，但它可以弯曲并向各个方向活动。这是由于骨架是由独立的骨头组成的，它们依靠关节连接在一起。关节是骨与骨相遇的地方。除了一块骨头（你脖子上的舌骨）以外，你所有的骨头都会与另一块骨头形成一个关节。关节使得几乎所有的骨头都可以独立活动。

纤维性关节

你头骨上的关节被纤维紧紧地绑在一起，它们被牢牢固定住，因而无法活动。

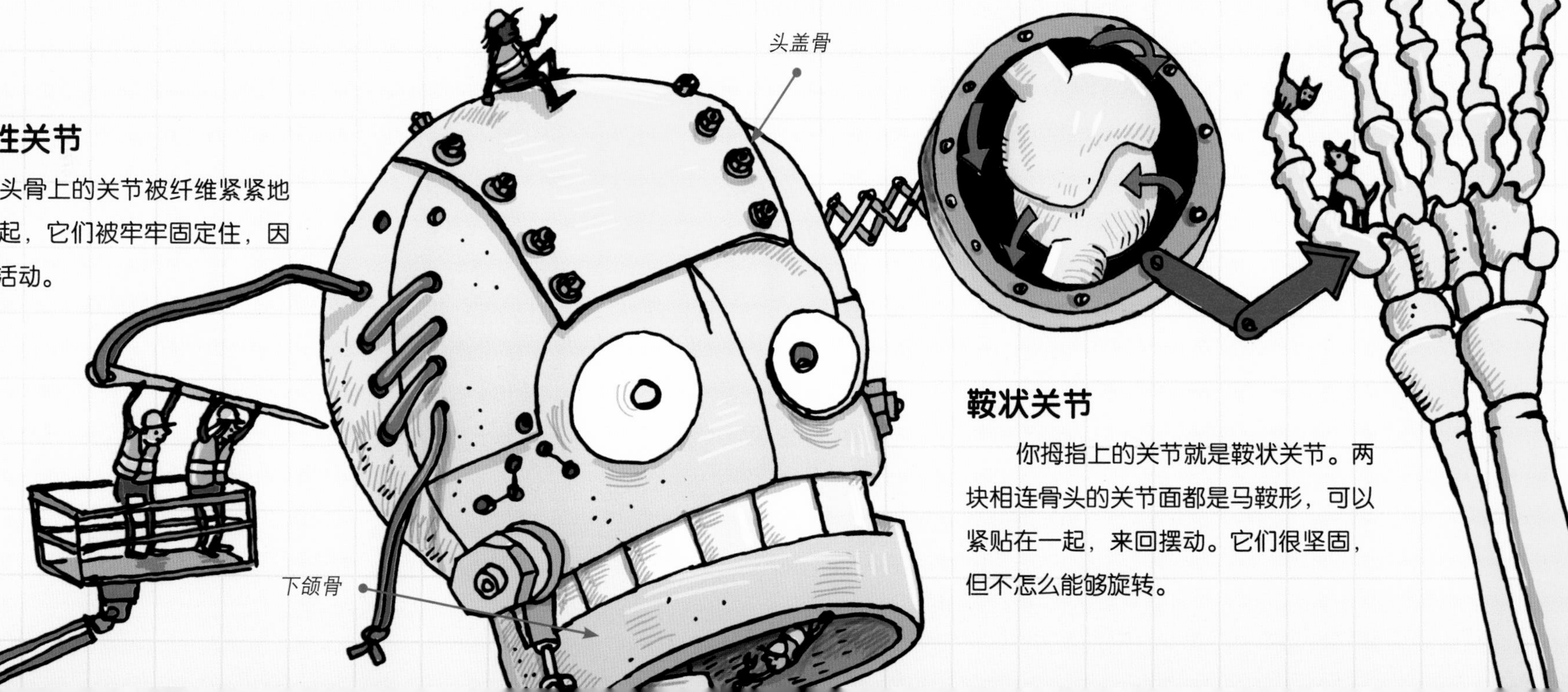

鞍状关节

你拇指上的关节就是鞍状关节。两块相连骨头的关节面都是马鞍形，可以紧贴在一起，来回摆动。它们很坚固，但不怎么能够旋转。

什么是骨骼?

骨骼为你的身体搭建了一个框架，就好像房子的大梁。骨骼非常轻盈，因为它们是空心的，但同时又很坚固，因为都是由硬矿物质和弹性纤维构成的，能让它们不会像干树枝那样嘎吱作响。骨骼组织的坚固程度比混凝土还要强四倍以上。

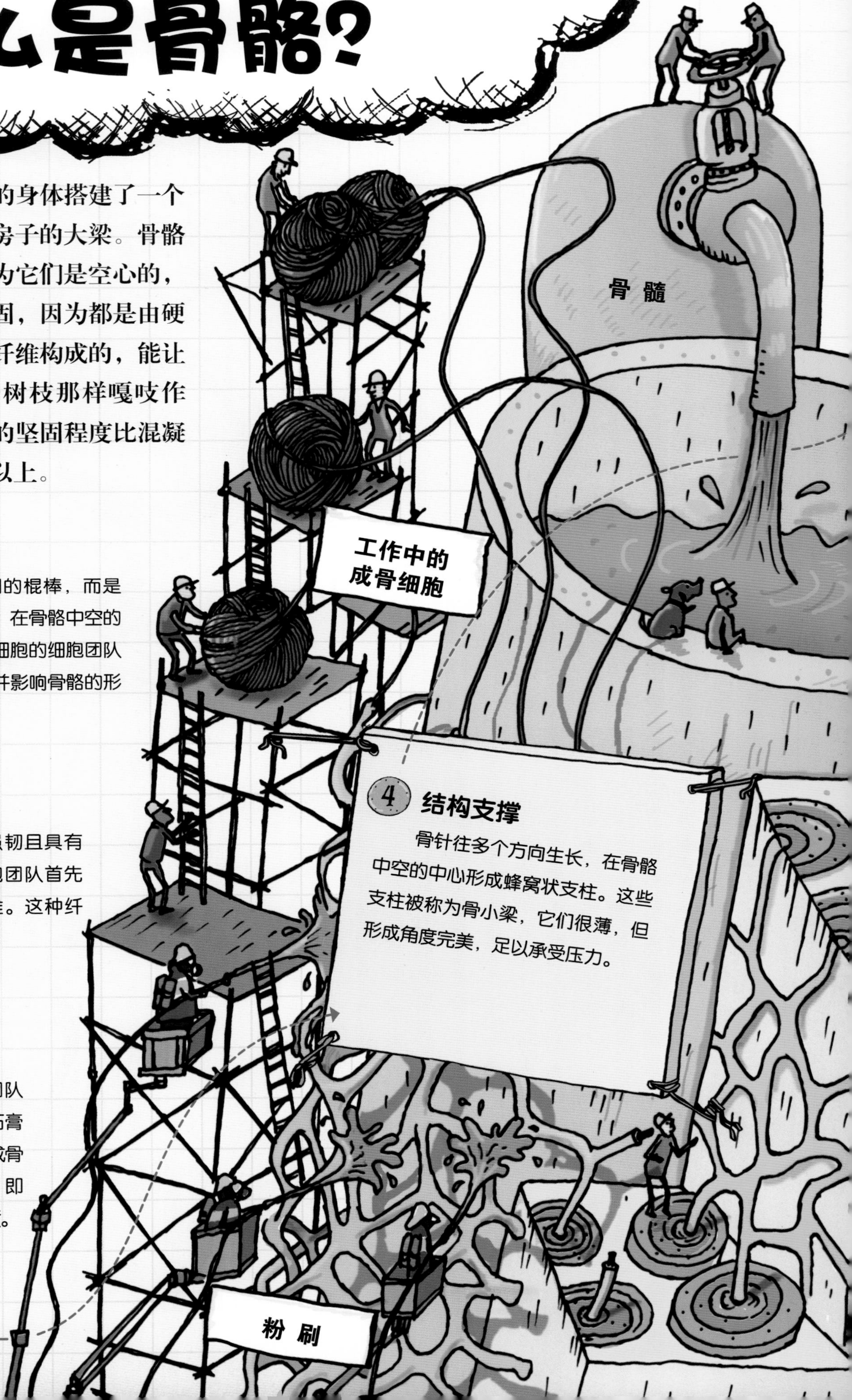

1 骨骼制造者

骨骼并非只是坚固的棍棒，而是鲜活的组织。一直以来，在骨骼中空的中心部位，被称为成骨细胞的细胞团队始终持续工作着，调节并影响骨骼的形成和重建。

2 圈拢

胶原蛋白是一种强韧且具有弹性的材料，成骨细胞团队首先从胶原蛋白中纺出纤维。这种纤维被称为类骨质。

3 硬化

接下来，成骨细胞团队将纤维包裹在类似坚硬石膏的硬质钙矿物质中。每个成骨细胞都会在四周形成尖刺，即一种叫作“骨针”的矿物质。

4 结构支撑

骨针往多个方向生长，在骨骼中空的中心形成蜂窝状支柱。这些支柱被称为骨小梁，它们很薄，但形成角度完美，足以承受压力。

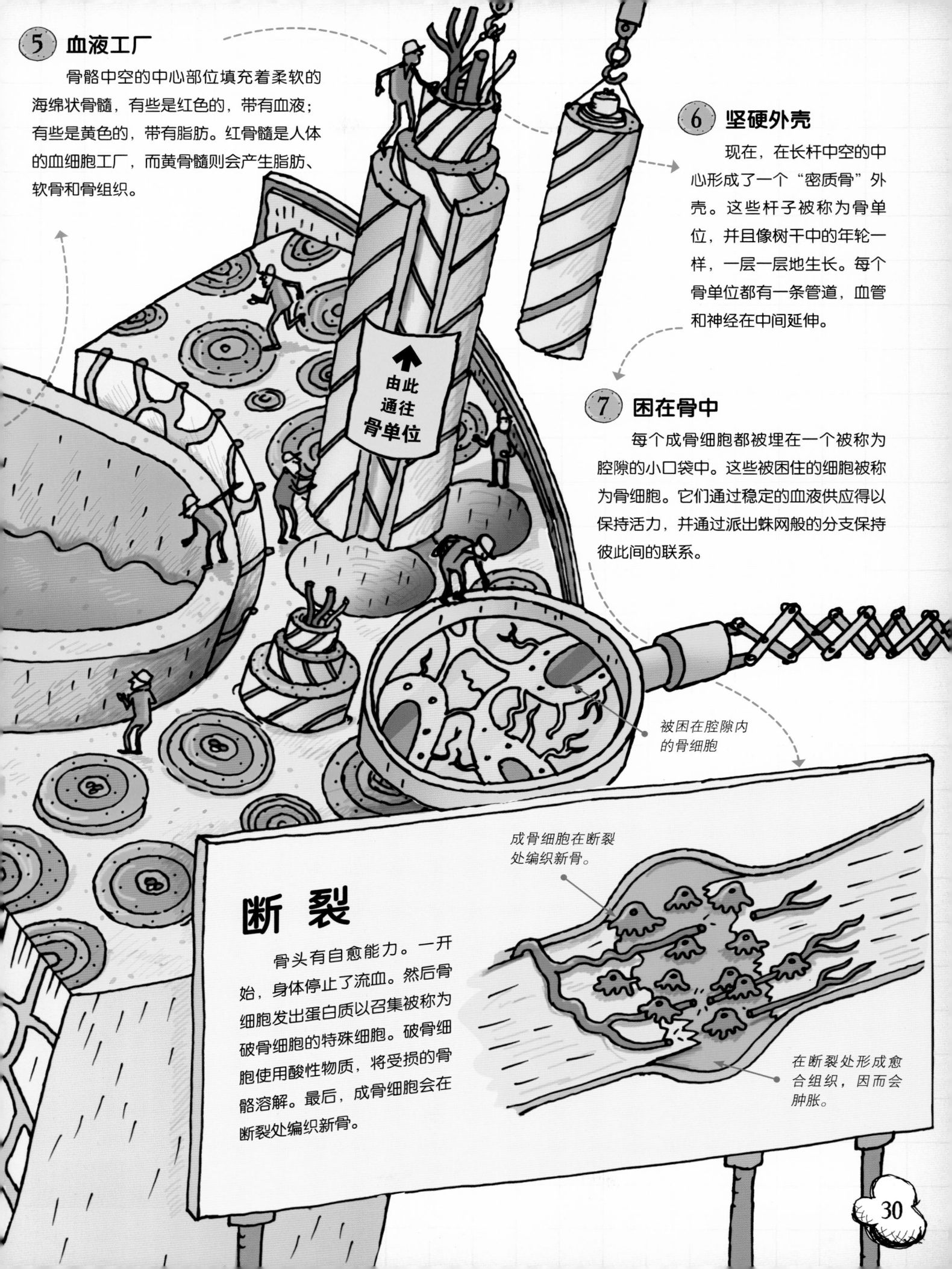

5 血液工厂

骨骼中空的中心部位填充着柔软的海绵状骨髓，有些是红色的，带有血液；有些是黄色的，带有脂肪。红骨髓是人体的血细胞工厂，而黄骨髓则会产生脂肪、软骨和骨组织。

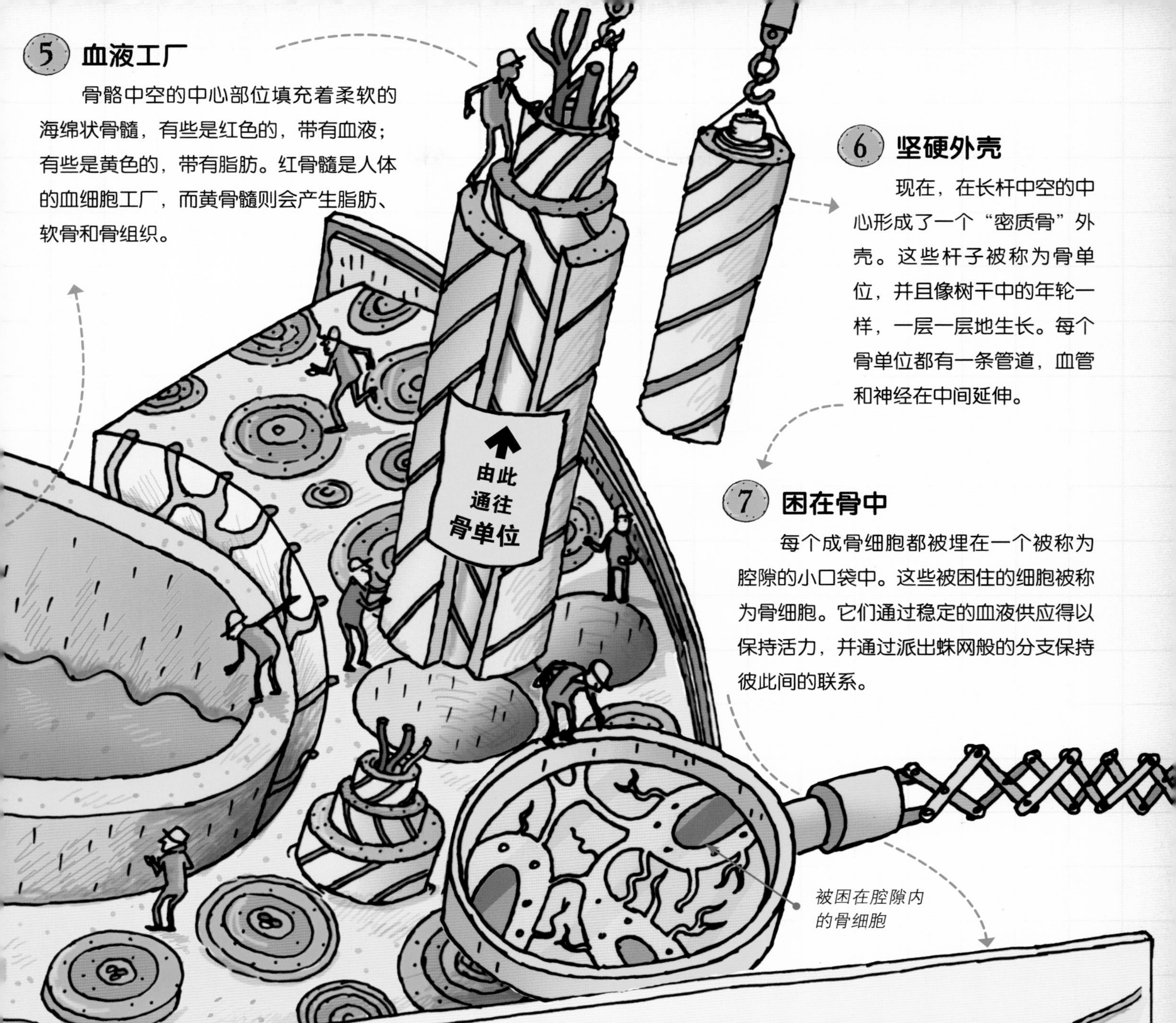
由此
通往
骨单位
被困在腔隙内
的骨细胞

6 坚硬外壳

现在，在长杆中空的中心形成了一个“密质骨”外壳。这些杆子被称为骨单位，并且像树干中的年轮一样，一层一层地生长。每个骨单位都有一条管道，血管和神经在中间延伸。

7 困在骨中

每个成骨细胞都被埋在一个被称为腔隙的小口袋中。这些被困住的细胞被称为骨细胞。它们通过稳定的血液供应得以保持活力，并通过派出蛛网般的分支保持彼此间的联系。

断 裂

骨头有自愈能力。一开始，身体停止了流血。然后骨细胞发出蛋白质以召集被称为破骨细胞的特殊细胞。破骨细胞使用酸性物质，将受损的骨骼溶解。最后，成骨细胞会在断裂处编织新骨。

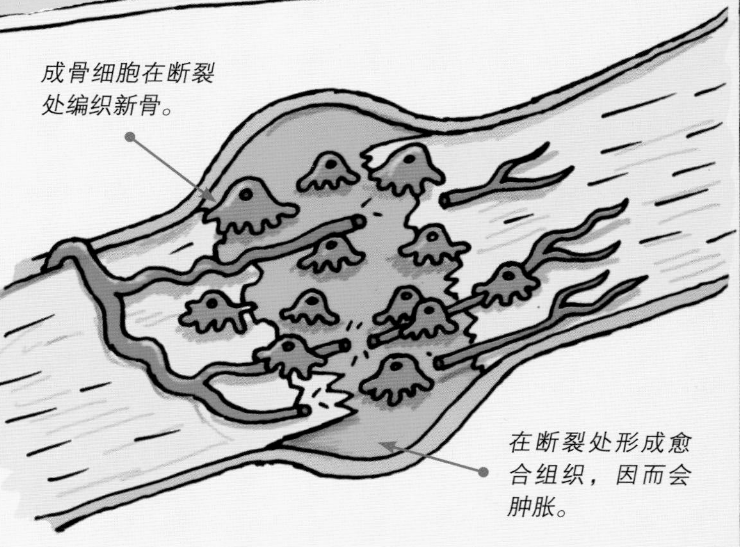
成骨细胞在断裂
处编织新骨。
在断裂处形成愈
合组织，因而会
肿胀。

韧 带

几乎所有的关节都被名为韧带的绳索捆绑在一起。韧带由橡胶状的胶原蛋白和弹性蛋白纤维束组成，只要稍微伸展就能让关节活动，但是也要防止其弯曲程度过大或造成扭曲。

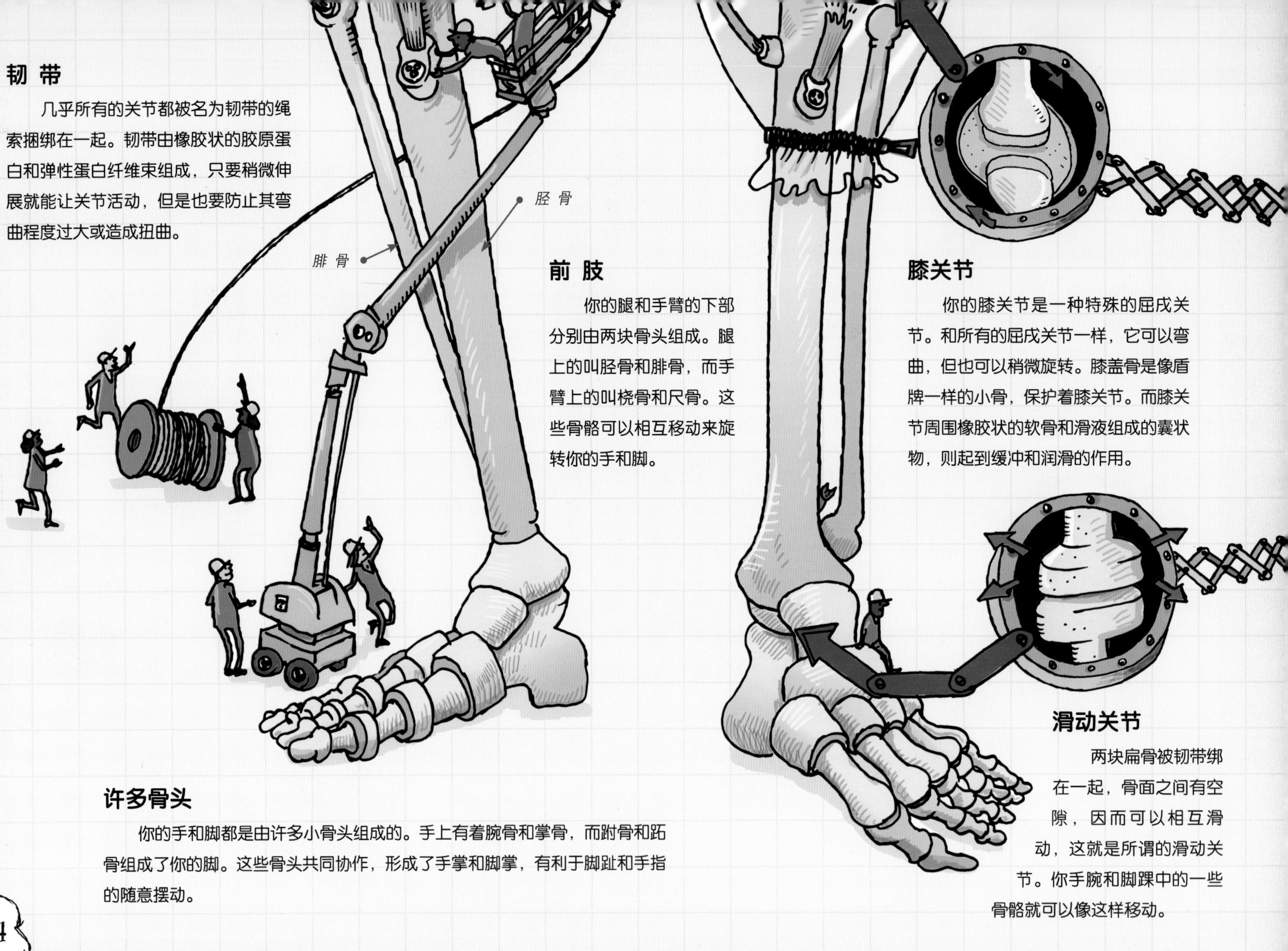

前 肢

你的腿和手臂的下部分别由两块骨头组成。腿上的叫胫骨和腓骨，而手臂上的叫桡骨和尺骨。这些骨骼可以相互移动来旋转你的手和脚。

膝关节

你的膝关节是一种特殊的屈戌关节。和所有的屈戌关节一样，它可以弯曲，但也可以稍微旋转。膝盖骨是像盾牌一样的小骨，保护着膝关节。而膝关节周围橡胶状的软骨和滑液组成的囊状物，则起到缓冲和润滑的作用。

许多骨头

你的手和脚都是由许多小骨头组成的。手上有着腕骨和掌骨，而跗骨和跖骨组成了你的脚。这些骨头共同协作，形成了手掌和脚掌，有利于脚趾和手指的随意摆动。

滑动关节

两块扁骨被韧带绑在一起，骨面之间有空隙，因而可以相互滑动，这就是所谓的滑动关节。你手腕和脚踝中的一些骨骼就可以像这样移动。

你是如何生长的？

你的身体是一台了不起的细胞制造机器，24小时一刻不停地工作。每时每刻都有旧细胞死亡，但同时也有数百万新细胞诞生。

1. 更新时刻

大多数神经细胞都会伴随你一生，但皮肤细胞只能存活几周。平均而言，你整个身体的细胞每7到10年就需要更换一次。任何细胞一旦受损，都需要更换。

2. 准备生长？

当你还是小孩的时候，你的身体会一天天长大。身体通过制造新的细胞来实现这种成长。你成长的速度有时会快一些，有时会慢一些，但是当你成年之后，会停止生长。即使那样，鼻子和耳朵也还在持续不断地生长着。

起始细胞

当你的身体从一个胚胎开始逐渐成长时（参见第71—72页），它拥有多用途的“干细胞”，它们之后会分裂成各种不同的细胞。你的体内仍然保留有小部分的干细胞，可用于补充损坏的或旧的细胞。

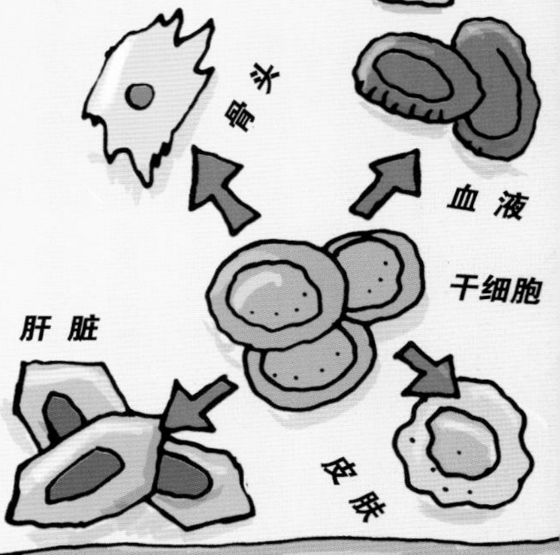
骨头
血液
干细胞
肝脏
皮肤

3. 翻倍增殖

你的身体不可能凭空形成新的细胞，而是将现有的细胞一分为二，因此每个细胞都会变成两个新的细胞。当需要新细胞时，细胞就会继续分裂，从而数量会越来越多。这个过程被称为细胞增殖。

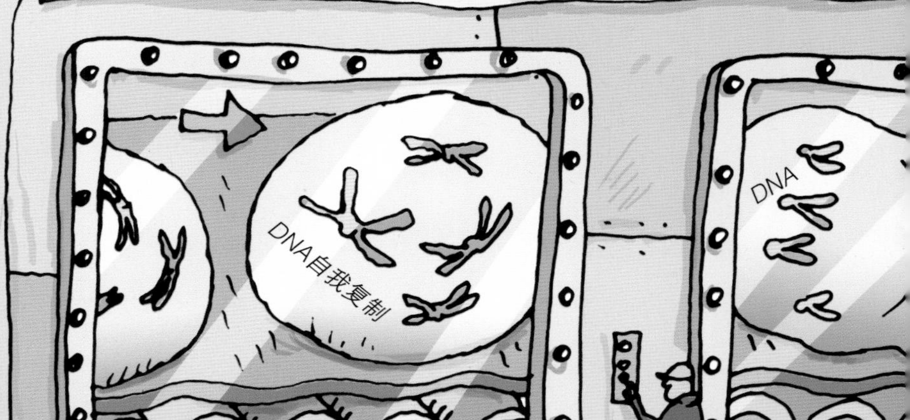
DNA自我复制
DNA

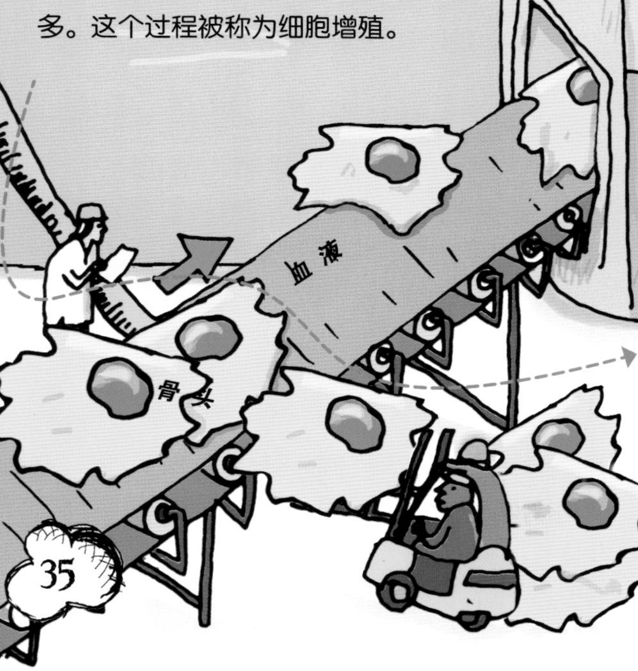
血液
骨头

4. 副本制造

所有的细胞都以相同的方式进行分裂，不管新细胞还是旧细胞都是完全一样的。细胞先会膨胀起来，然后复制DNA，也就是它的生命程序。所有23个DNA片段纵向分成完全一样的两组，每个新细胞占一组。

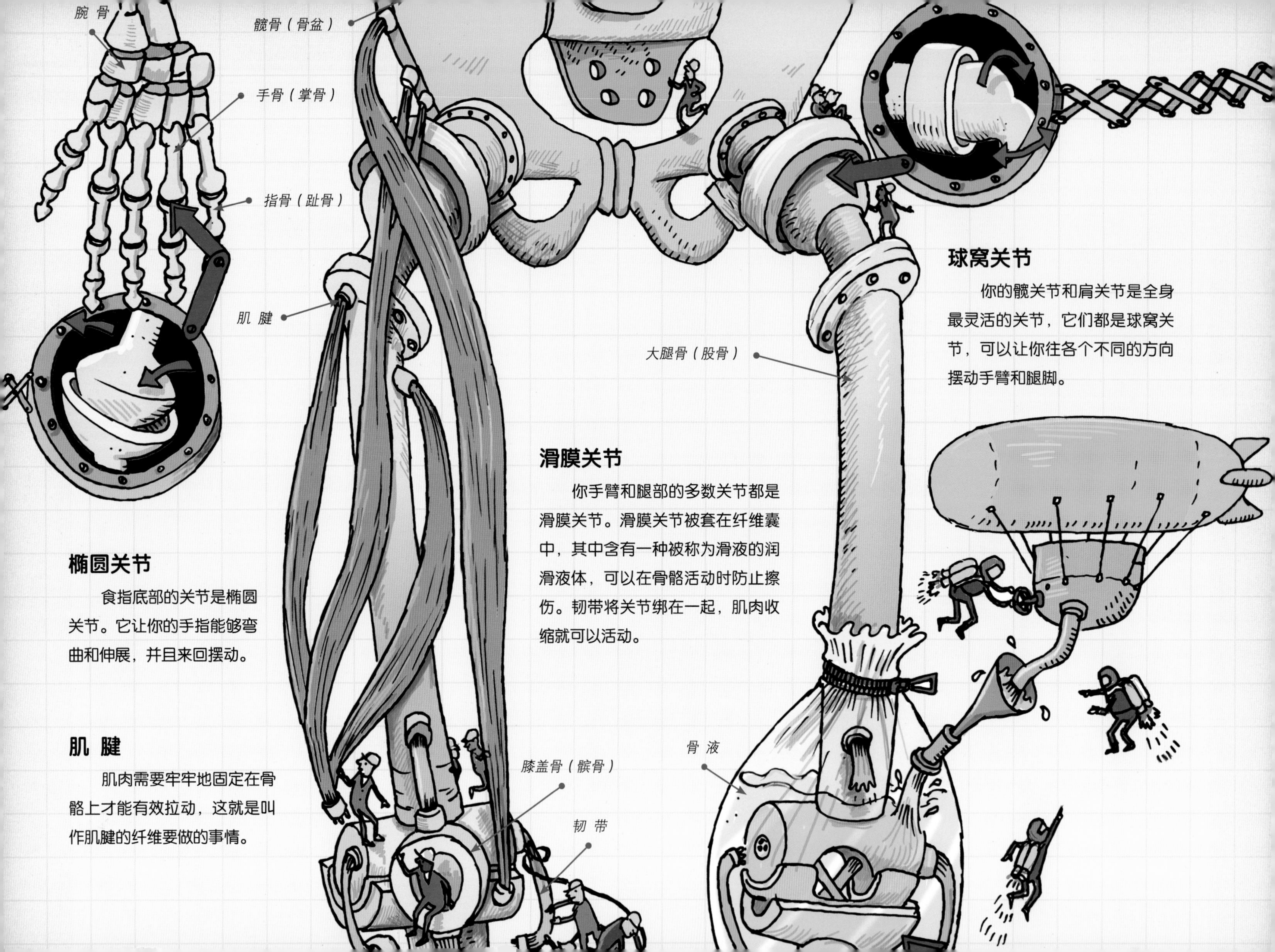

球窝关节

你的髋关节和肩关节是全身最灵活的关节，它们都是球窝关节，可以让你往各个不同的方向摆动手臂和腿脚。

滑膜关节

你手臂和腿部的多数关节都是滑膜关节。滑膜关节被套在纤维囊中，其中含有一种被称为滑液的润滑液体，可以在骨骼活动时防止擦伤。韧带将关节绑在一起，肌肉收缩就可以活动。

椭圆关节

食指底部的关节是椭圆关节。它让你的手指能够弯曲和伸展，并且来回摆动。

肌 腱

肌肉需要牢牢地固定在骨骼上才能有效拉动，这就是叫作肌腱的纤维要做的事情。

7. 死亡时间

如果一个新细胞表面的分子与它的邻居相匹配，说明它正处于正确的位置上，该分子就是它的地址标签。但是如果与邻居不匹配，那么细胞就会死亡。细胞在损坏或耗尽后也会自毁，这被称为细胞凋亡，有助于保护你的身体免受癌症的侵害。

6. 已经足够

当你小的时候，身体需要不断成长。因此，被称为细胞因子的化学物质会触发细胞，让其分裂得更快。但是当伤口愈合或身体的某些部分已经完全长成时，其他细胞因子会告诉细胞可以停止分裂了。

8. 骨骼生长

现在，你腿上和手臂上的骨骼变得更长了。细胞在每块骨头末端的特殊“生长板”上分裂并繁殖。随着新细胞的不断增加，旧细胞会死去，并转变成坚硬的骨骼。当骨骼达到正常尺寸时，生长板闭合并转化为硬骨，于是你就停止生长了。

5. 分裂新生

一旦细胞确定DNA被正确复制，它就会向细胞的每一端发送一组DNA。然后细胞分裂成两半，细胞膜封闭每一半，从而生成新的细胞。这一过程被称为有丝分裂。

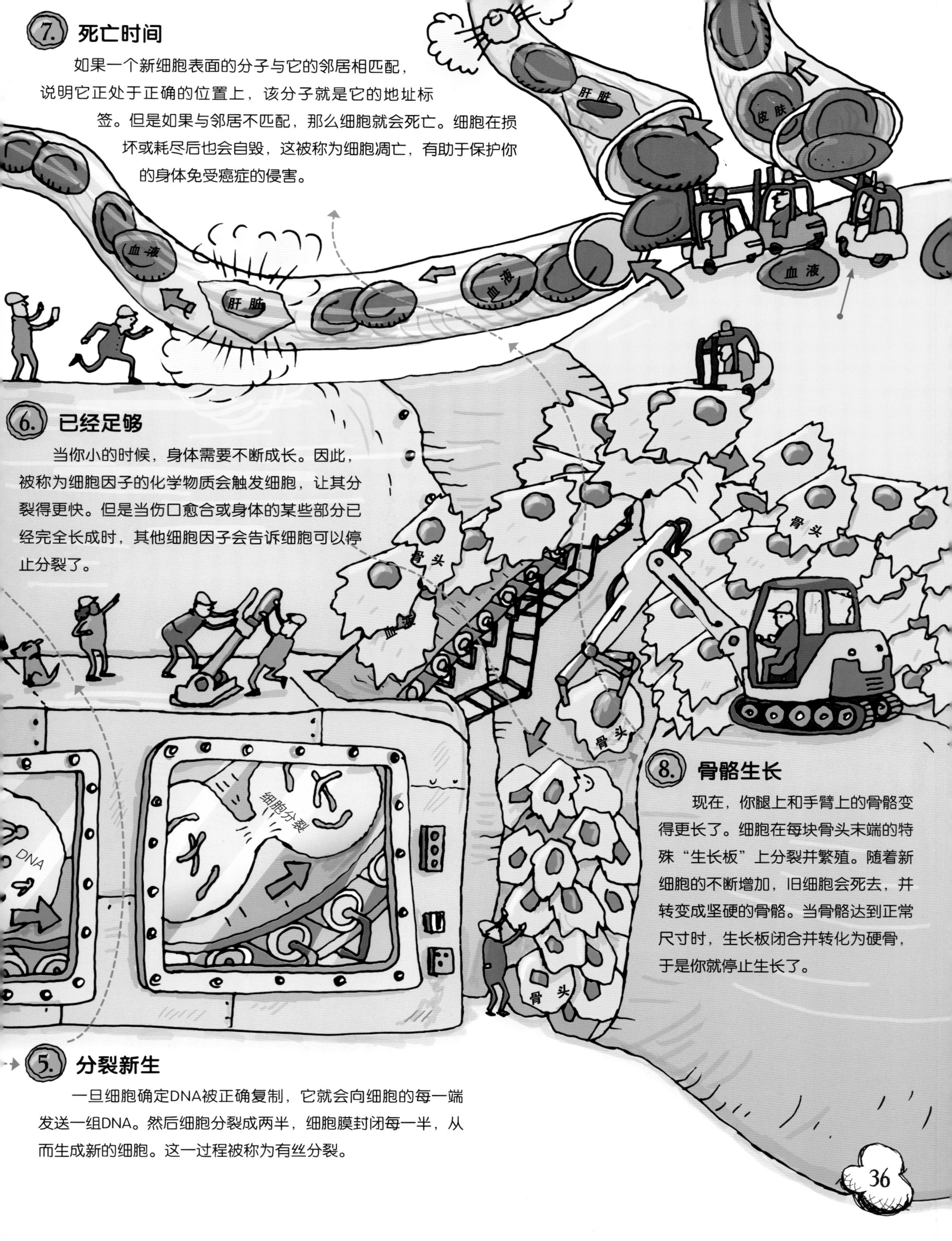

什么是激素？

你需要调整自身机体，以适应周围的环境和自身年龄的增长，于是就需要这种名为激素的化学物质。激素在你的血液中流动，并给细胞下达指示。当你处于紧张状态时，一种名叫肾上腺素的激素会让你的身体做好准备，随时行动。

激素仓库

被称为腺体的激素仓库遍布你的全身。当它们被正确触发时，就会释放激素，而这一过程可能会让你血液里的其他化学物质或另一种激素发生变化。

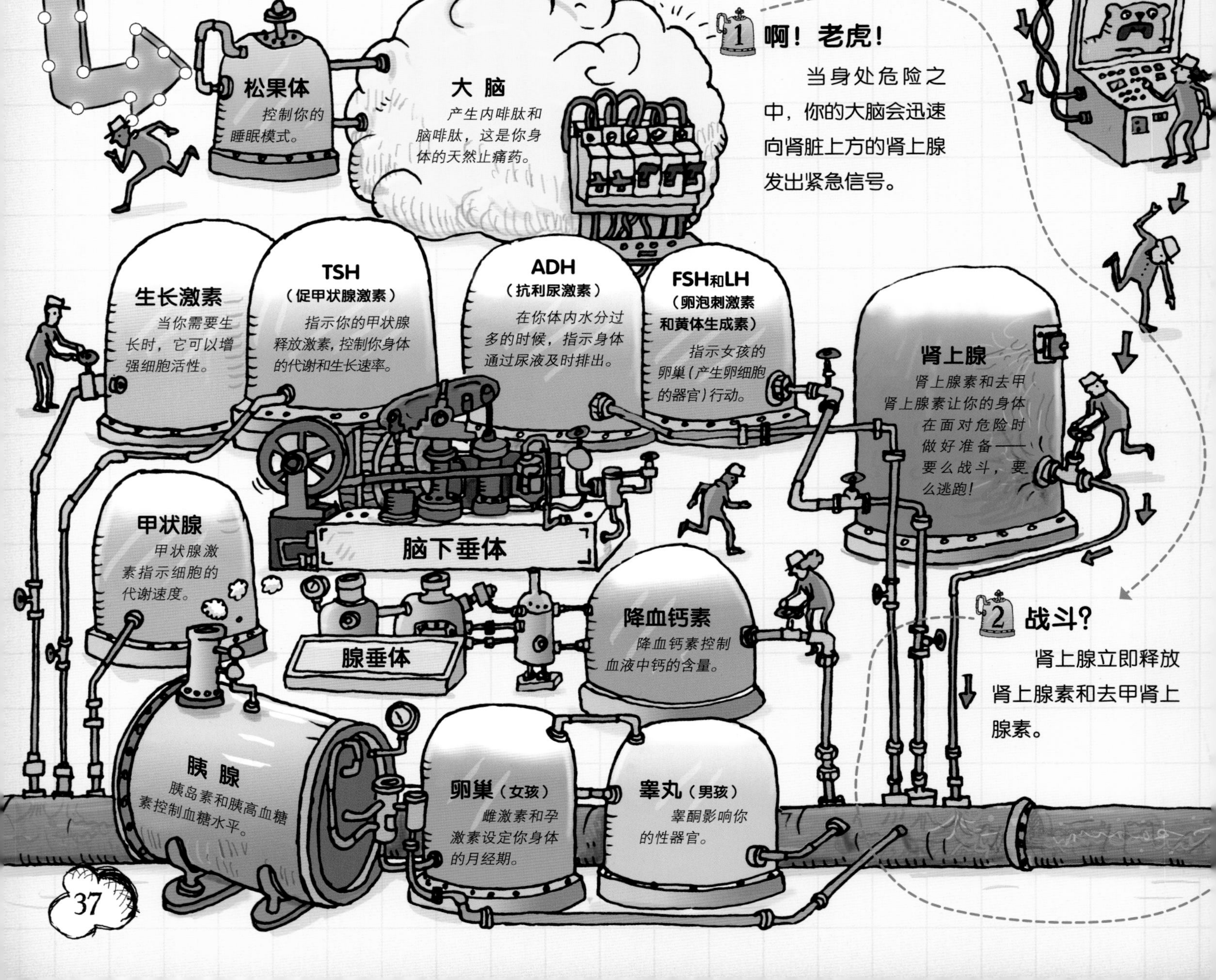

1 啊！老虎！
当身处危险之中，你的大脑会迅速向肾脏上方的肾上腺发出紧急信号。
松果体
控制你的睡眠模式。
大 脑
产生内啡肽和脑啡肽，这是你身体的天然止痛药。
生长激素
当你需要生长时，它可以增强细胞活性。
TSH
（促甲状腺激素）
指示你的甲状腺释放激素，控制你身体的代谢和生长速率。
ADH
（抗利尿激素）
在你体内水分过多的时候，指示身体通过尿液及时排出。
FSH和LH
（卵泡刺激素和黄体生成素）
指示女孩的卵巢（产生卵细胞的器官）行动。
肾上腺
肾上腺素和去甲肾上腺素让你的身体在面对危险时做好准备——要么战斗，要么逃跑！
甲状腺
甲状腺激素指示细胞的代谢速度。
脑下垂体
腺垂体
降血钙素
降血钙素控制血液中钙的含量。
2 战斗？
肾上腺立即释放肾上腺素和去甲肾上腺素。
胰 腺
胰岛素和胰高血糖素控制血糖水平。
卵巢（女孩）
雌激素和孕激素设定你身体的月经期。
睾丸（男孩）
睾酮影响你的性器官。

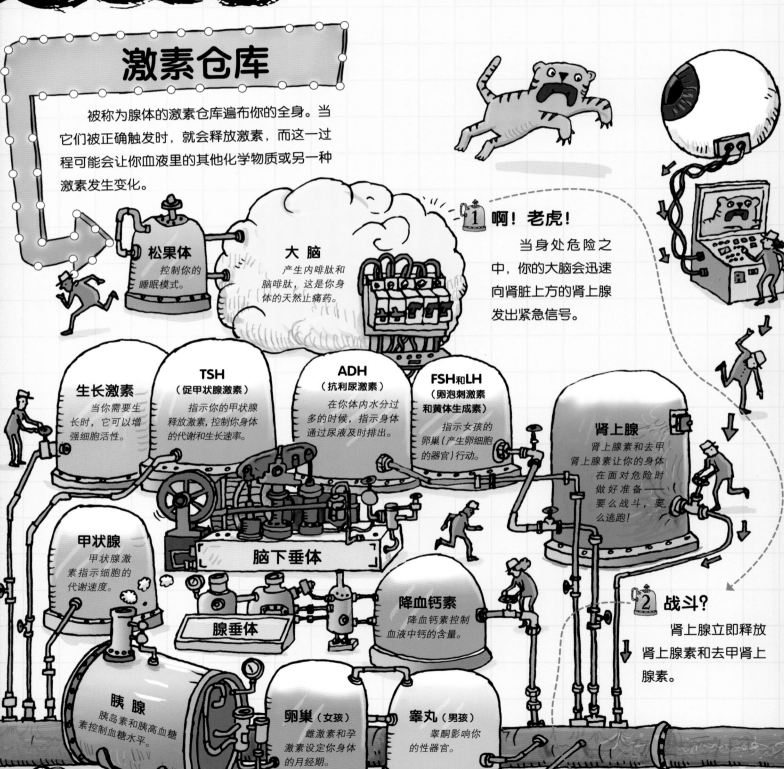

正中要害

每个靶细胞的表面都有受点，如果形状吻合，激素就会锁定住。所以当激素在血液中流过时，就像把钥匙插进锁里一样，它们在细胞上找到自己的位置，并触发它们行动。

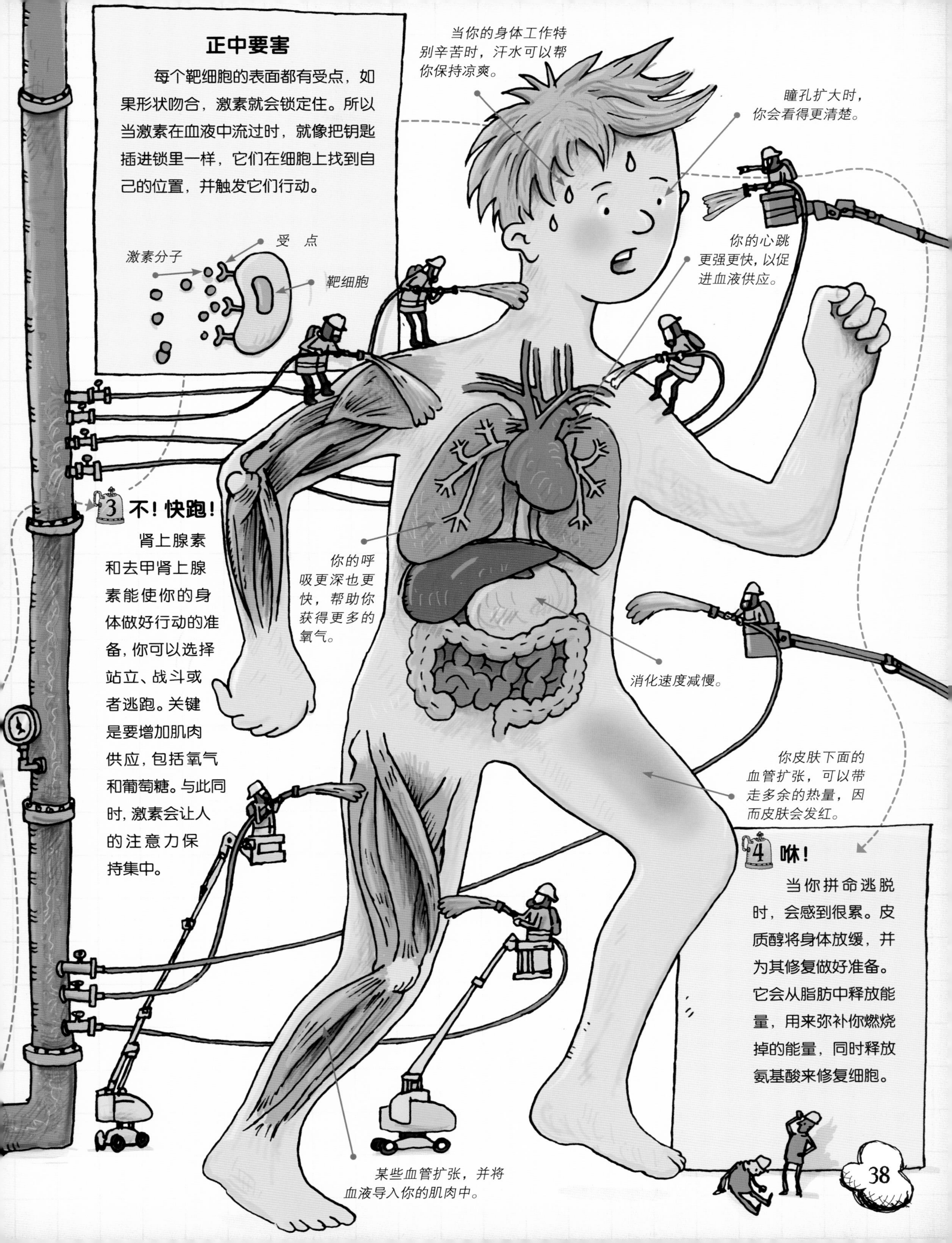
受　点
激素分子
靶细胞
当你的身体工作特别辛苦时，汗水可以帮你保持凉爽。
瞳孔扩大时，你会看得更清楚。
你的心跳更强更快，以促进血液供应。
你的呼吸更深也更快，帮助你获得更多的氧气。
消化速度减慢。
你皮肤下面的血管扩张，可以带走多余的热量，因而皮肤会发红。
某些血管扩张，并将血液导入你的肌肉中。

3 不！快跑！

肾上腺素和去甲肾上腺素能使你的身体做好行动的准备，你可以选择站立、战斗或者逃跑。关键是要增加肌肉供应，包括氧气和葡萄糖。与此同时，激素会让人的注意力保持集中。

4 咻！

当你拼命逃脱时，会感到很累。皮质醇将身体放缓，并为其修复做好准备。它会从脂肪中释放能量，用来弥补你燃烧掉的能量，同时释放氨基酸来修复细胞。

你的肝脏是做什么的?

你的肝脏是一个化学活性超强的动力室。无论白天还是晚上，它都忙于同时执行500种不同的化学处理任务：净化血液，将你吸收到血液中的营养物质转化为正确的化学形态供身体使用，分泌胆汁用以加快消化速度，等等。

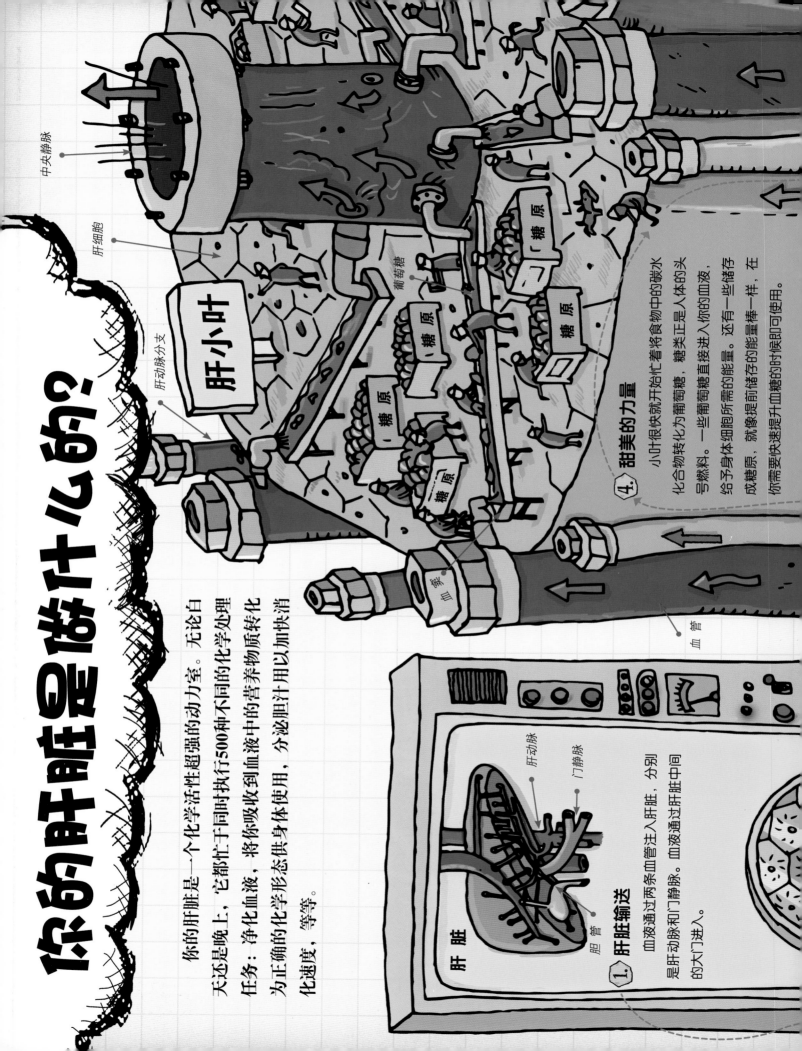

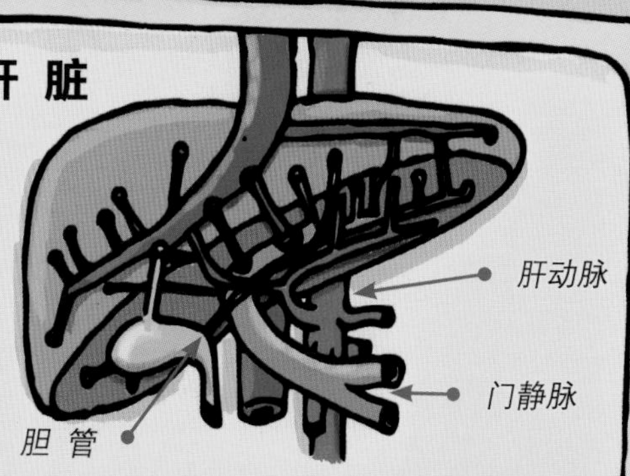

肝 脏
肝动脉
门静脉
胆 管

1. 肝脏输送

血液通过两条血管注入肝脏，分别是肝动脉和门静脉。血液通过肝脏中间的大门进入。

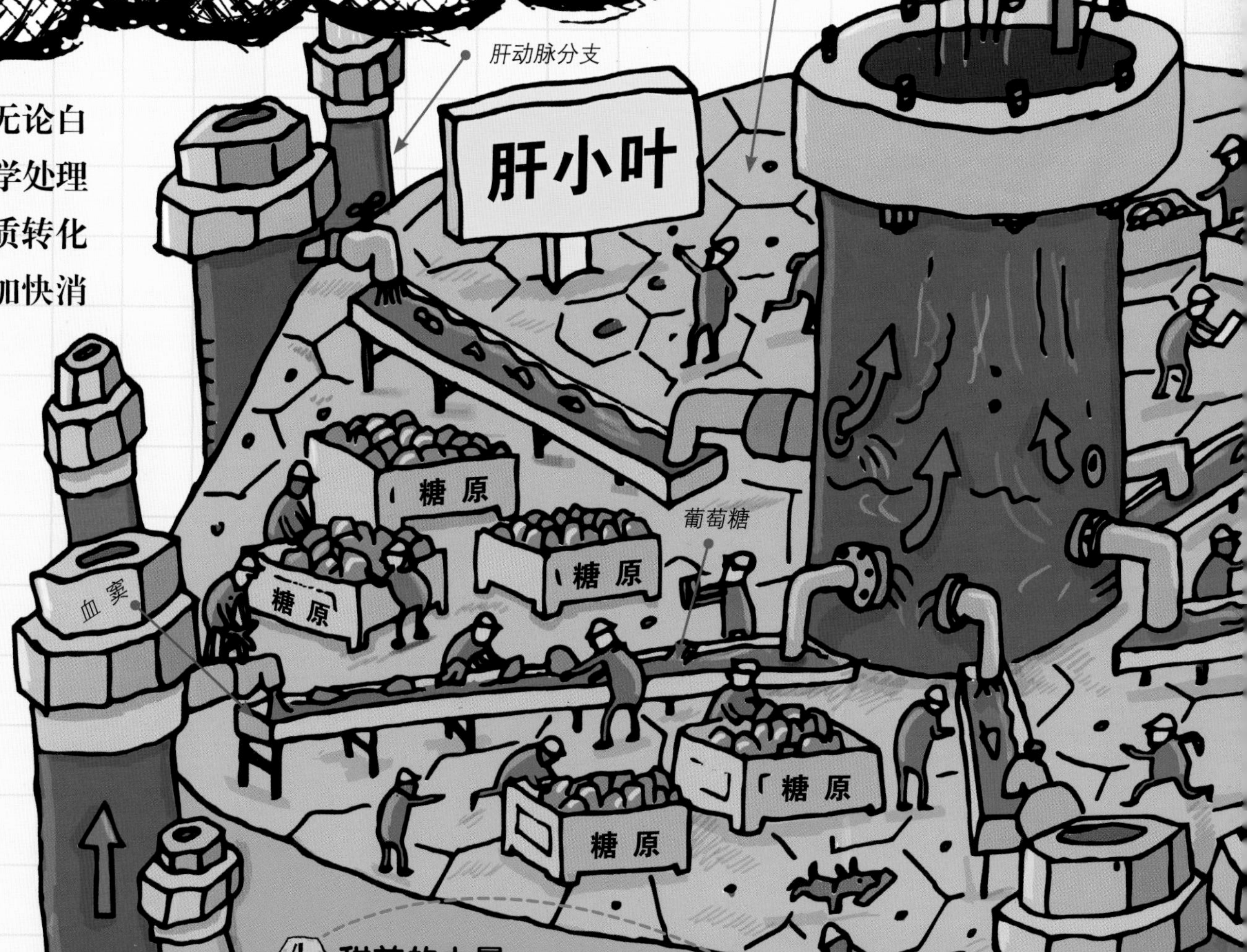

中央静脉
肝细胞
肝动脉分支
肝小叶
葡萄糖
糖原
糖原
糖原
糖原
糖原
糖原
血窦
血 管

4. 甜美的力量

小叶很快就开始忙着将食物中的碳水化合物转化为葡萄糖，糖类正是人体的头号燃料。一些葡萄糖直接进入你的血液，给予身体细胞所需的能量。还有一些储存成糖原，就像提前储存的能量棒一样，在你需要快速提升血糖的时候即可使用。

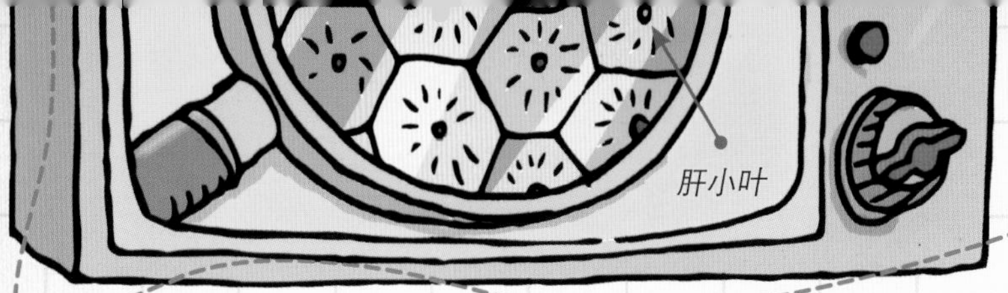

2. 微处理

从肝门开始，血管带着血液直接传播到肝脏中数千个被称为小叶的小处理装置中。小叶较长，呈六角形，被分割成楔形。血液通过被称为血窦的通道流入每个楔形中。

3. 肝脏的功能

每个血窦中都含有肝脏的特殊细胞，即肝细胞。当血液流过时，它们会提取合适的化学物质，如碳水化合物和蛋白质，然后进行处理，再让它们返回到血液中。但是，胆汁会被送回肝脏。

6. 脂 肪

肝脏会将从你的食物中吸收的脂肪带到血液中，并用它来制造胆固醇。你的身体需要胆固醇来保持细胞的健壮。不过当你上了年纪的时候，太多的胆固醇会阻塞动脉。

肝脏任务繁重，下面列举了其中的一些：

- 将碳水化合物转化为葡萄糖
- 以糖原的形式储存能量
- 将多余的能量作为脂肪长期储存
- 清除旧血细胞
- 制造新的血浆
- 分解废弃蛋白质
- 将脂肪转化成胆固醇
- 储存维生素

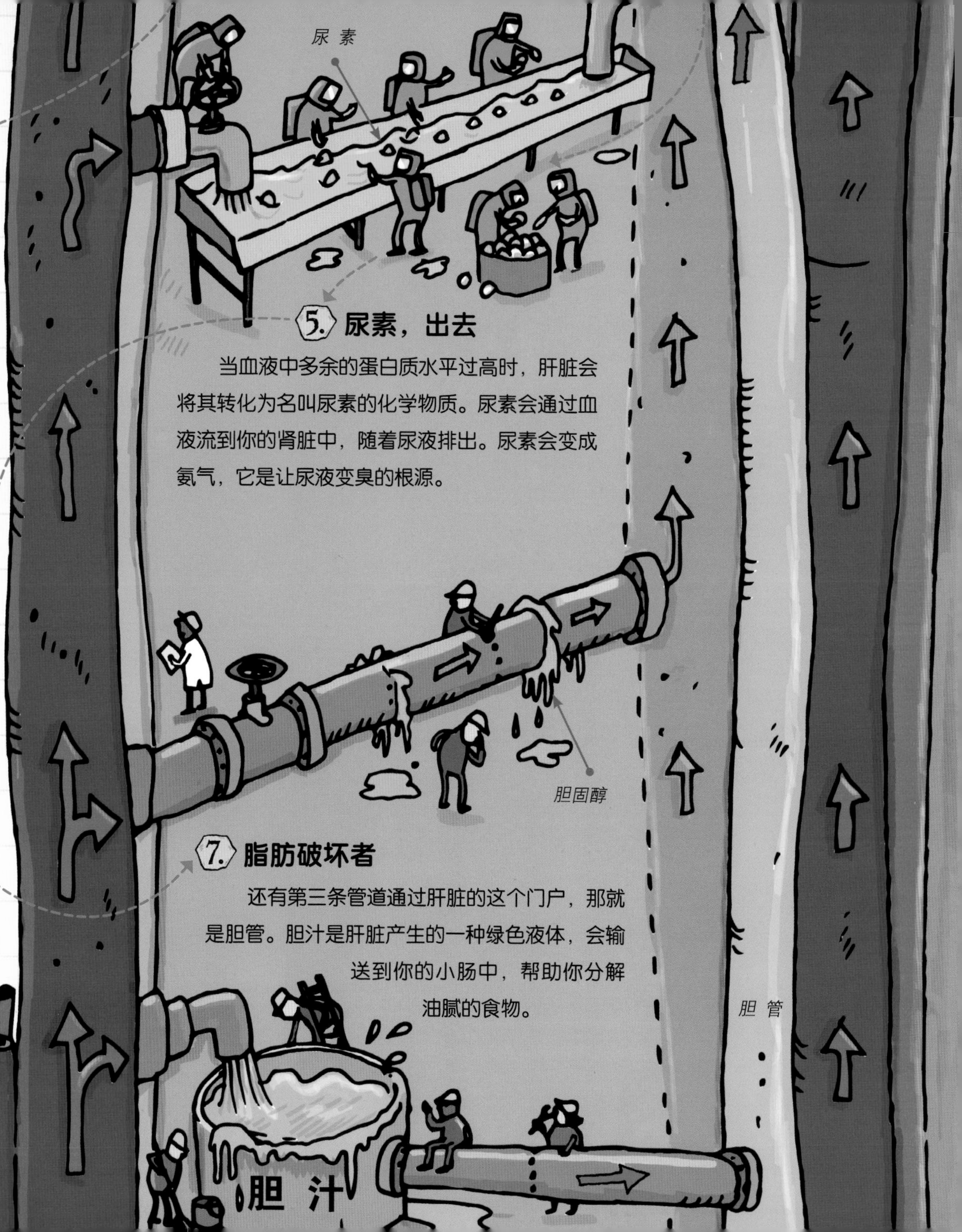

5. 尿素，出去

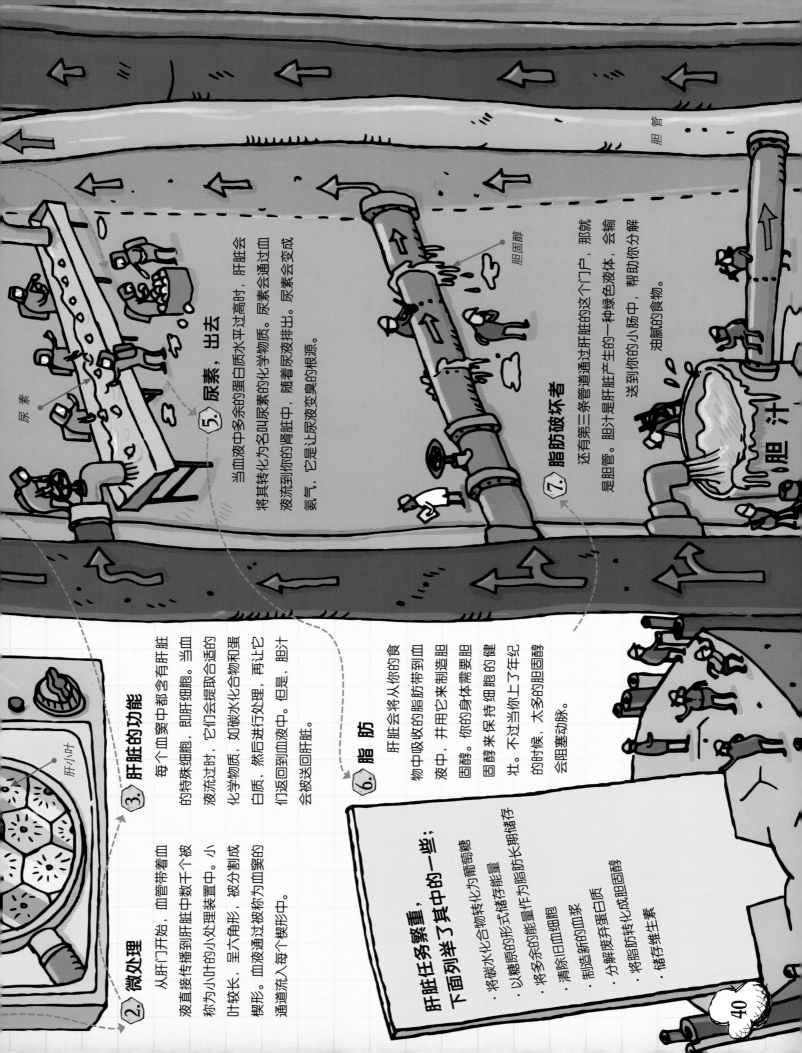

当血液中多余的蛋白质水平过高时，肝脏会将其转化为名叫尿素的化学物质。尿素会通过血液流到你的肾脏中，随着尿液排出。尿素会变成氨气，它是让尿液变臭的根源。

7. 脂肪破坏者

还有第三条管道通过肝脏的这个门户，那就是胆管。胆汁是肝脏产生的一种绿色液体，会输送到你的小肠中，帮助你分解油腻的食物。

你是如何保持体温的？

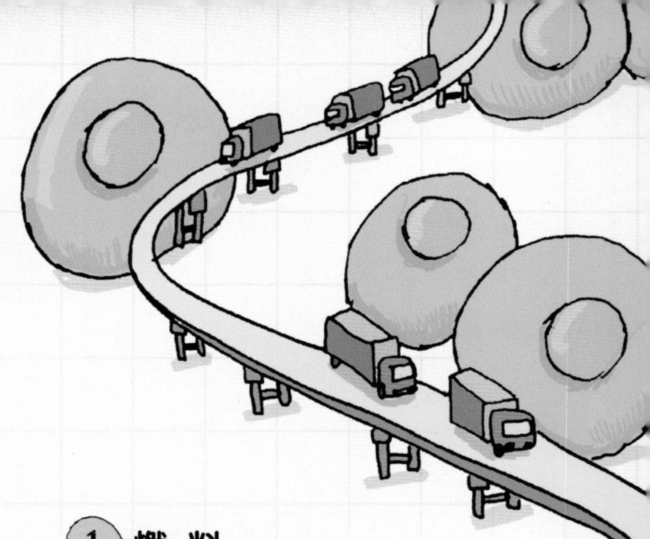

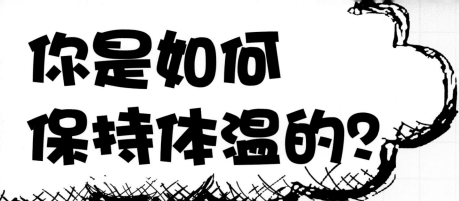

在你的身体里，有一个体温控制系统，可以保持机体运行稳定。无论周围环境寒冷还是炎热，你的体温始终保持在37℃左右。如果体温出现变化，说明你生病了——即使它只是升高了几摄氏度。

1. 燃料

和所有的供热系统一样，你的身体也需要燃料——食物。食物提供了能量，用于你体内的各种化学反应。这些化学反应也释放出能量，让你可以进行活动，而热量也维持了你的体温，让你感觉温暖。

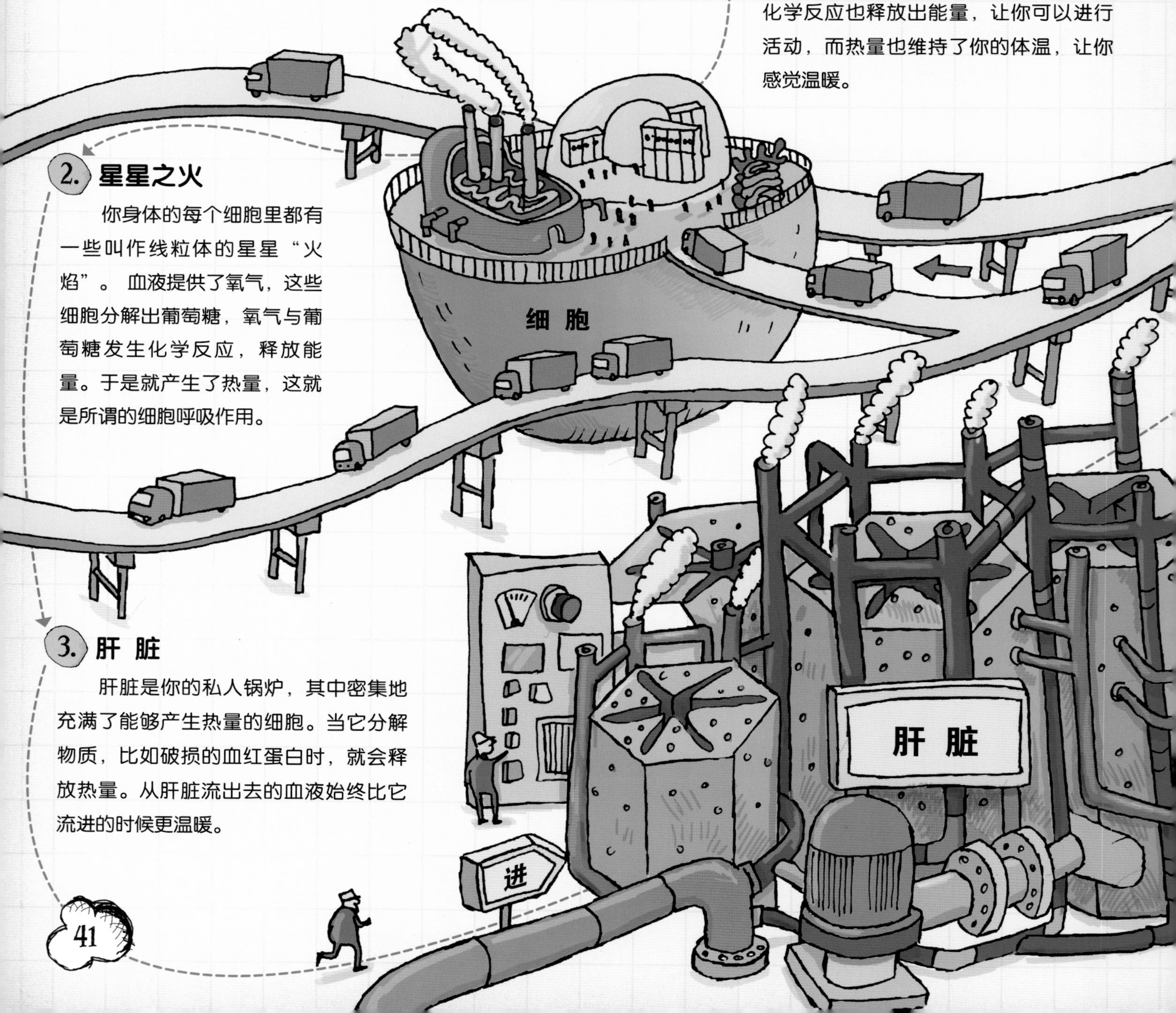

2. 星星之火

你身体的每个细胞里都有一些叫作线粒体的星星“火焰”。血液提供了氧气，这些细胞分解出葡萄糖，氧气与葡萄糖发生化学反应，释放能量。于是就产生了热量，这就是所谓的细胞呼吸作用。

3. 肝脏

肝脏是你的私人锅炉，其中密集地充满了能够产生热量的细胞。当它分解物质，比如破损的血红蛋白时，就会释放热量。从肝脏流出去的血液始终比它流进的时候更温暖。

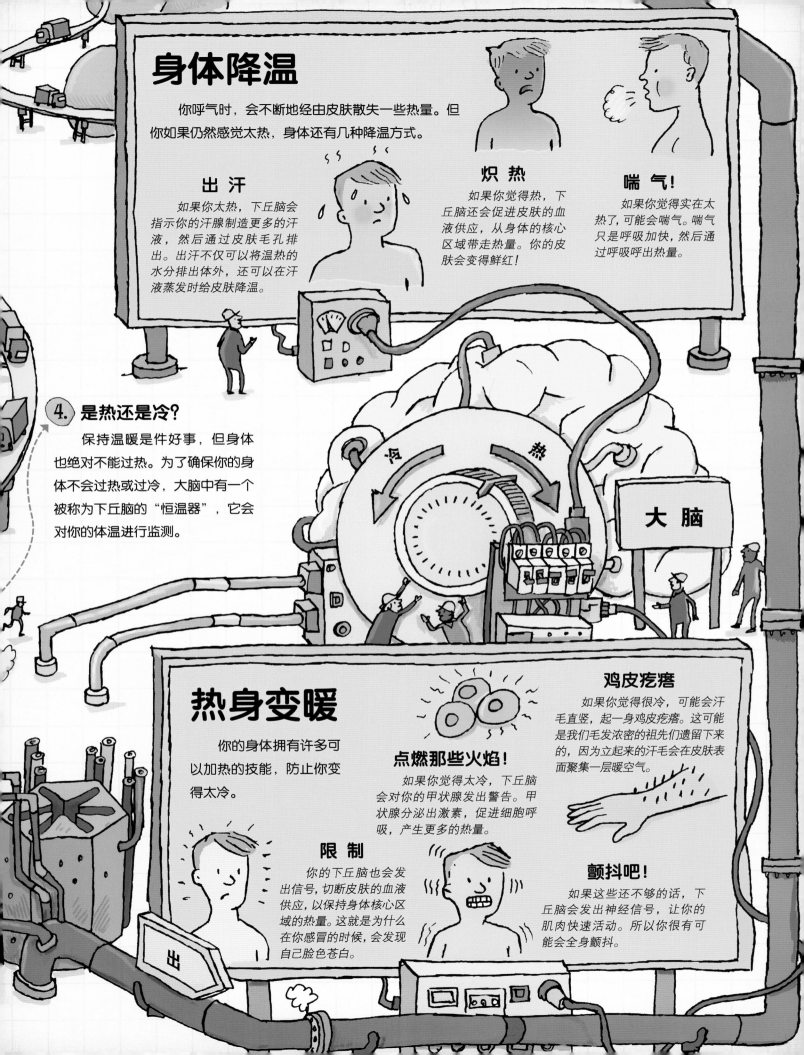

身体降温

你呼气时，会不断地经由皮肤散失一些热量。但你如果仍然感觉太热，身体还有几种降温方式。

出汗

如果你太热，下丘脑会指示你的汗腺制造更多的汗液，然后通过皮肤毛孔排出。出汗不仅可以将温热的水分排出体外，还可以在汗液蒸发时给皮肤降温。

炽热

如果你觉得热，下丘脑还会促进皮肤的血液供应，从身体的核心区域带走热量。你的皮肤会变得鲜红！

喘气！

如果你觉得实在太热了，可能会喘气。喘气只是呼吸加快，然后通过呼吸呼出热量。

4. 是热还是冷？

保持温暖是件好事，但身体也绝对不能过热。为了确保你的身体不会过热或过冷，大脑中有一个被称为下丘脑的“恒温器”，它会对你的体温进行监测。

热身变暖

你的身体拥有许多可以加热的技能，防止你变得太冷。

点燃那些火焰！

如果你觉得太冷，下丘脑会对你的甲状腺发出警告。甲状腺分泌出激素，促进细胞呼吸，产生更多的热量。

鸡皮疙瘩

如果你觉得很冷，可能会汗毛直竖，起一身鸡皮疙瘩。这可能是我们毛发浓密的祖先们遗留下来的，因为立起来的汗毛会在皮肤表面聚集一层暖空气。

限制

你的下丘脑也会发出信号，切断皮肤的血液供应，以保持身体核心区域的热量。这就是为什么在你感冒的时候，会发现自己脸色苍白。

颤抖吧！

如果这些还不够的话，下丘脑会发出神经信号，让你的肌肉快速活动。所以你很有可能会全身颤抖。

出

水分发生了什么？

你身体里的水分含量超过60%，它们填满你的细胞，组成你的大部分体液，并维持生命延续的化学反应。确保水位平衡是肾脏的主要工作之一。

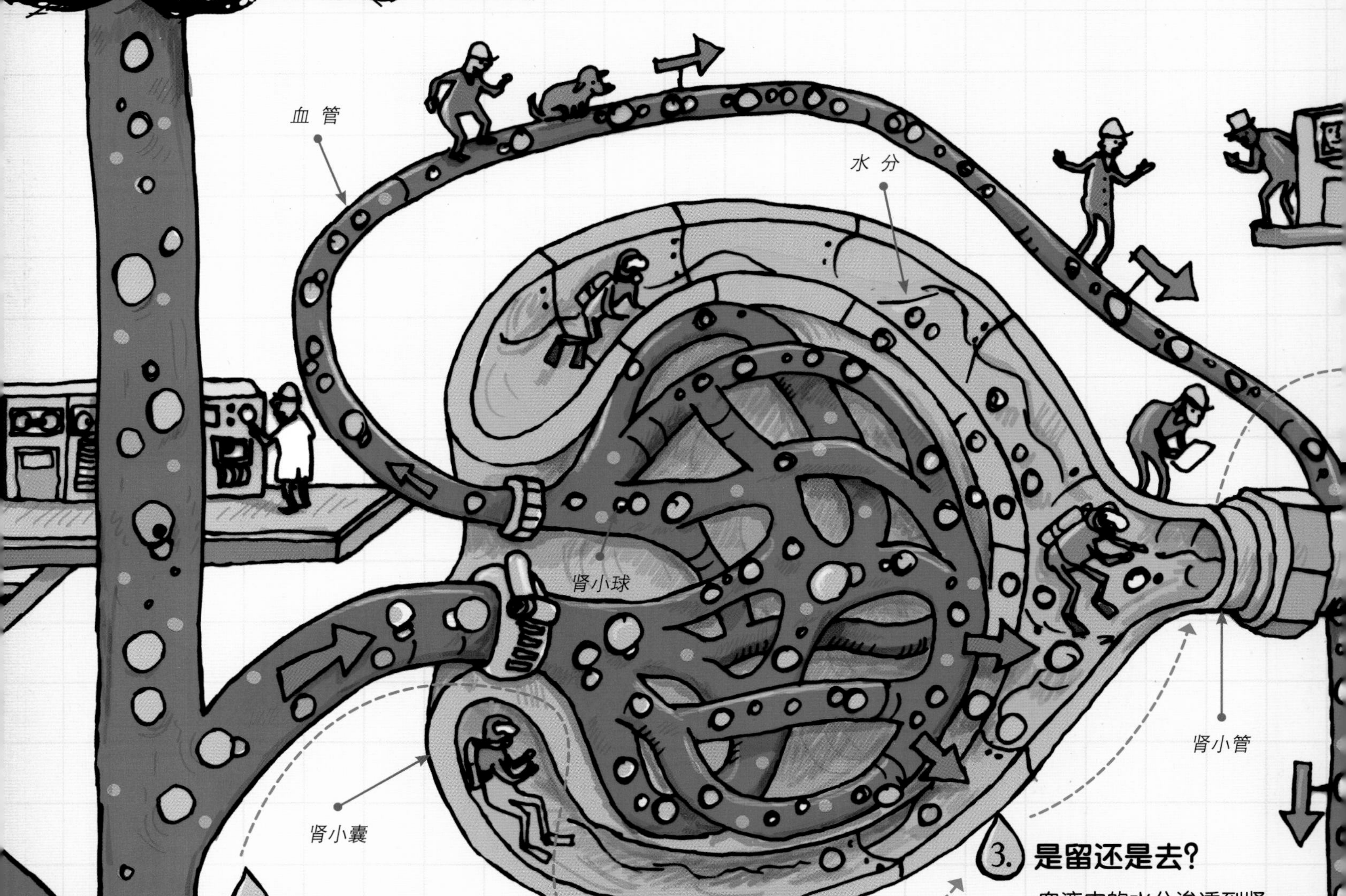

1. 滤水厂

除了控制你身体的水位，肾脏还可以清除被有毒废物污染的血液。当血液流入肾脏时，它会直接进入被称为肾单位的过滤装置。

2. 进入过滤器

肾脏里有上百万个肾单位，其中的每个单位里都有被称为肾小球的微小毛细血管壁，当血液涌入其中的时候，过滤就开始了。肾小球紧贴在被称为肾小囊的杯状物内。

3. 是留还是去？

血液中的水分渗透到肾小囊的囊壁上，进入肾小管。但蛋白质分子和血细胞太大而无法渗透，于是留在了血液中。

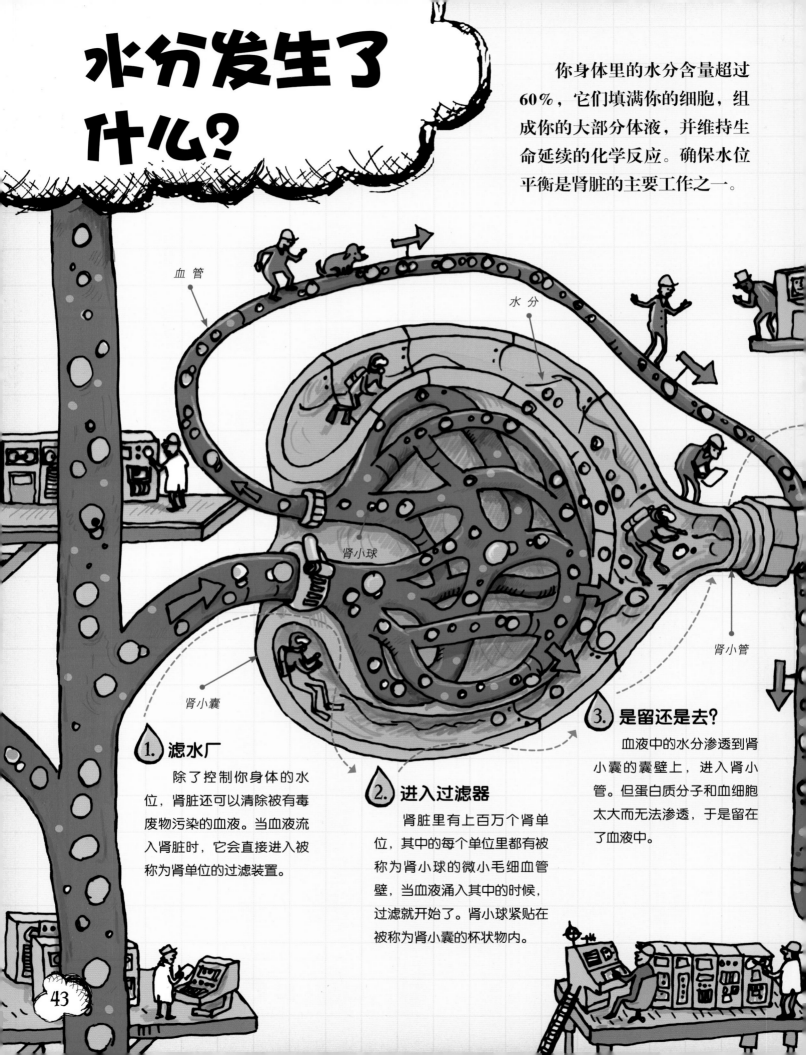

保持水分

如果你的血液变咸，那可能是身体缺水了。你大脑中的水分监测器——下丘脑——通过释放被称为ADH的抗利尿激素对此做出反应。于是小管中的毛孔会打开，让更多的水分回到血液中。

水 位

通过饮水、进食，你可以获得水分。水分也是细胞活动过程的副产品。通过出汗、呼吸和上厕所，水分会从你的身体中流失。只要保证摄入量和排放量相等，你身体的水位就会保持稳定。

4. 分类拣选

肾小管中的水状液体被称为滤液，其中溶解了各种各样的东西——盐、矿物质、葡萄糖、氨基酸、尿素（肝脏蛋白质分解产生的废物）和肌酸（肌肉作用产生的废物）。肾小管必须保留其中的一些，并排出其余的物质。

5. 废 物

肾小管将水分，连同葡萄糖、氨基酸、矿物质和一些盐分渗回血液中，使得它们得以保留在你的体内。而尿素、无用的化学物质和其他多余的水分则会通过肾小管冲入膀胱。

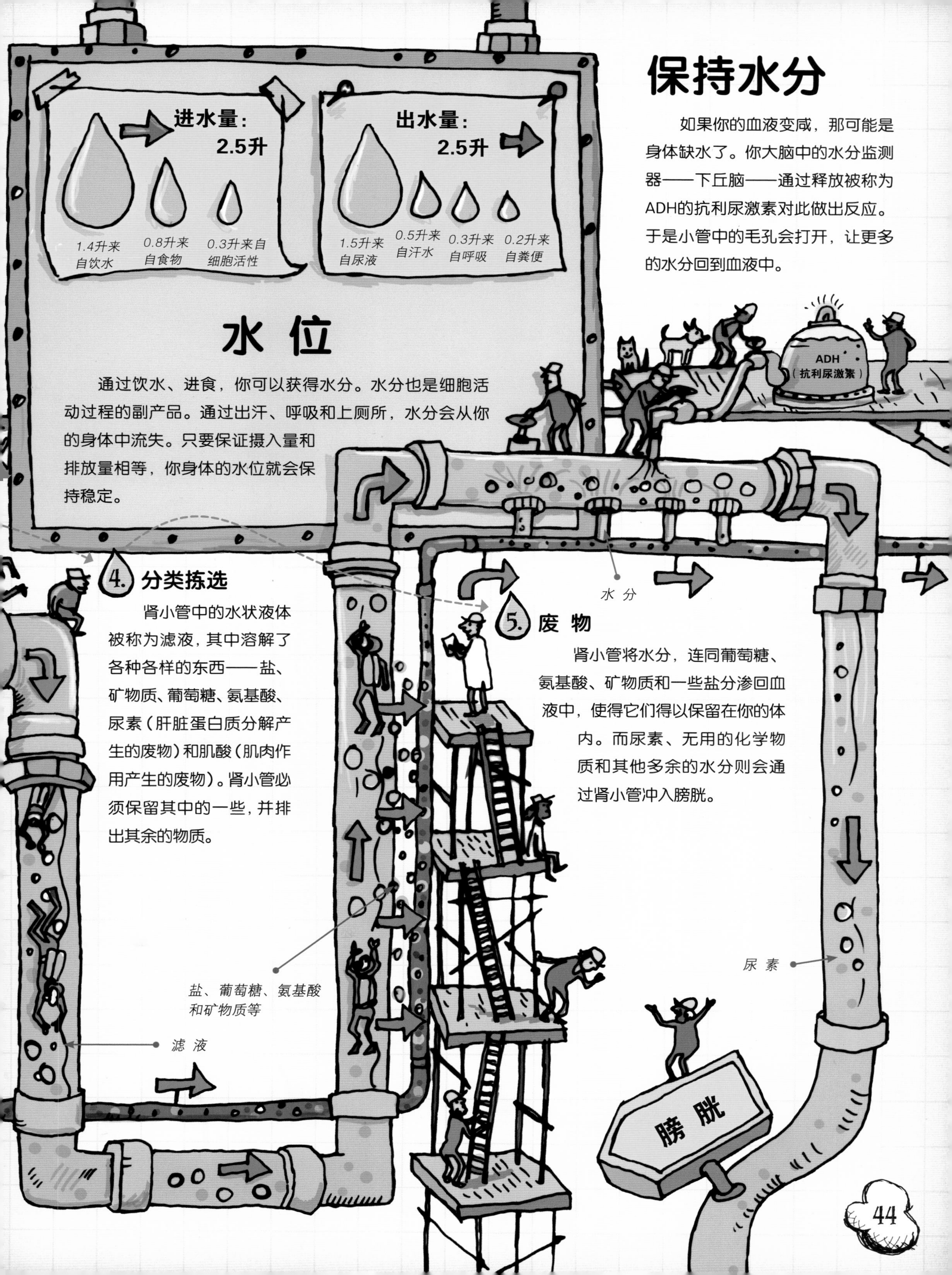

进水量：
2.5升
1.4升来自饮水
0.8升来自食物
0.3升来自细胞活性
出水量：
2.5升
1.5升来自尿液
0.5升来自汗水
0.3升来自呼吸
0.2升来自粪便
ADH
（抗利尿激素）
水 分
盐、葡萄糖、氨基酸和矿物质等
滤 液
尿 素
膀 胱

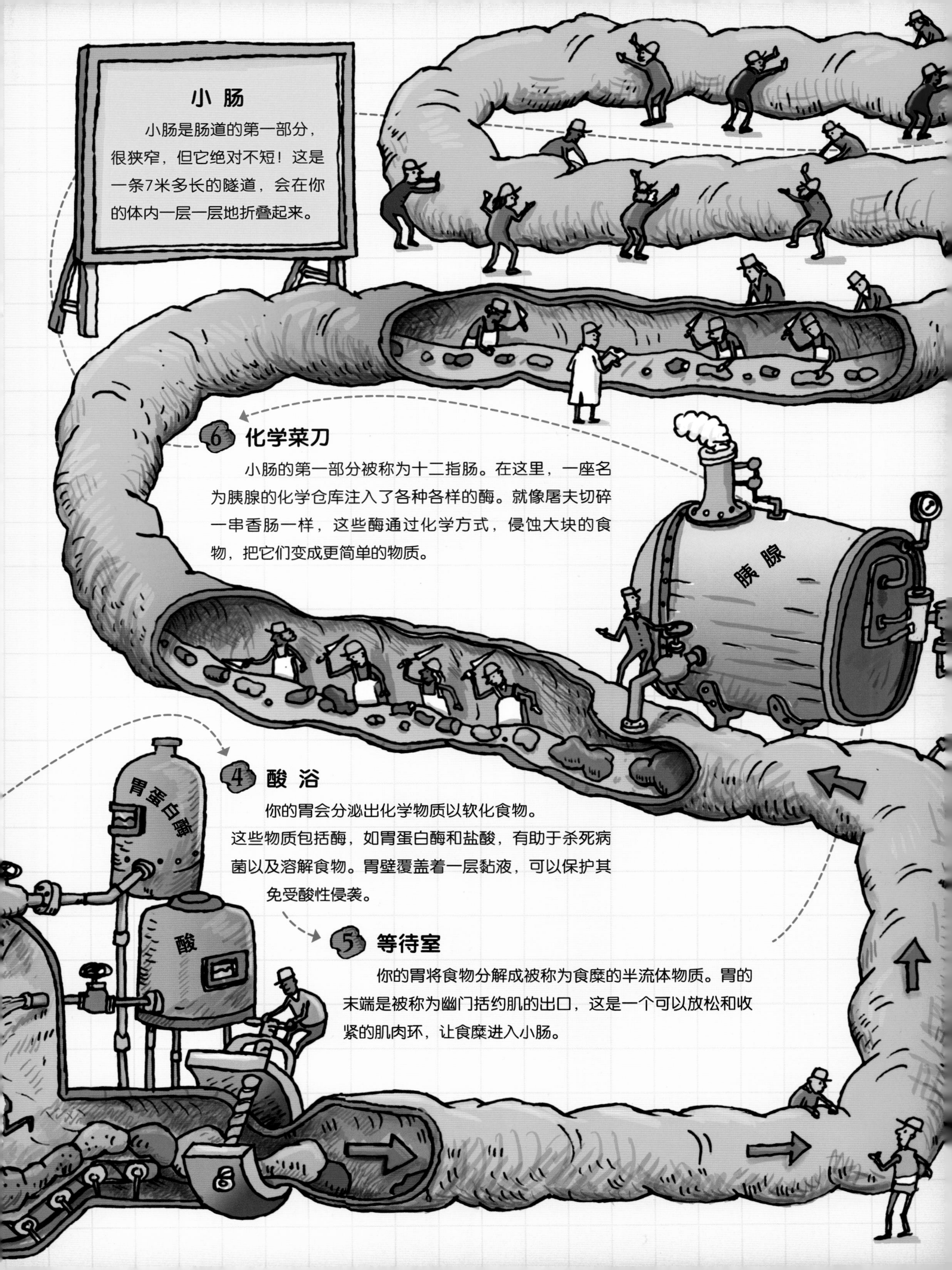

小 肠

小肠是肠道的第一部分，很狭窄，但它绝对不短！这是一条7米多长的隧道，会在你的体内一层一层地折叠起来。

6 化学菜刀

小肠的第一部分被称为十二指肠。在这里，一座名为胰腺的化学仓库注入了各种各样的酶。就像屠夫切碎一串香肠一样，这些酶通过化学方式，侵蚀大块的食物，把它们变成更简单的物质。

4 酸 浴

你的胃会分泌出化学物质以软化食物。这些物质包括酶，如胃蛋白酶和盐酸，有助于杀死病菌以及溶解食物。胃壁覆盖着一层黏液，可以保护其免受酸性侵袭。

5 等待室

你的胃将食物分解成被称为食糜的半流体物质。胃的末端是被称为幽门括约肌的出口，这是一个可以放松和收紧的肌肉环，让食糜进入小肠。

你的食物去哪儿了？

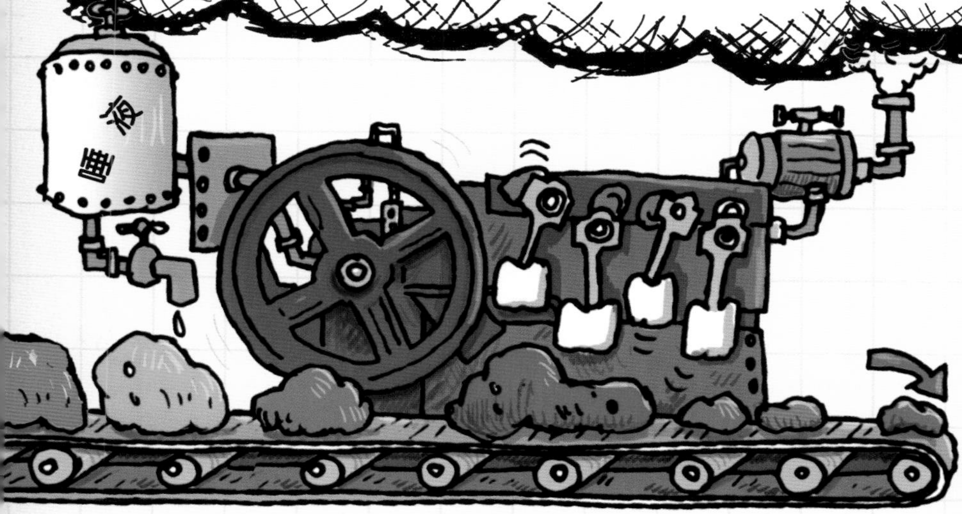
唾液

为了让这些被你的身体所摄取的食物派上用场，它们需要在人体化学提炼厂，即消化系统中进行分解。但分解食物是一项缓慢而艰难的工作，而消化系统是一条长长的隧道。它从你的嘴里一直弯弯绕绕，直到你的臀部。

1 咀嚼

当你的牙齿用力嚼碎食物的时候，分解已经从你的嘴里开始了。它们将食物与含有特殊化学物质（酶）的唾液混合，因而食物变成了稀疏团块，即食团。

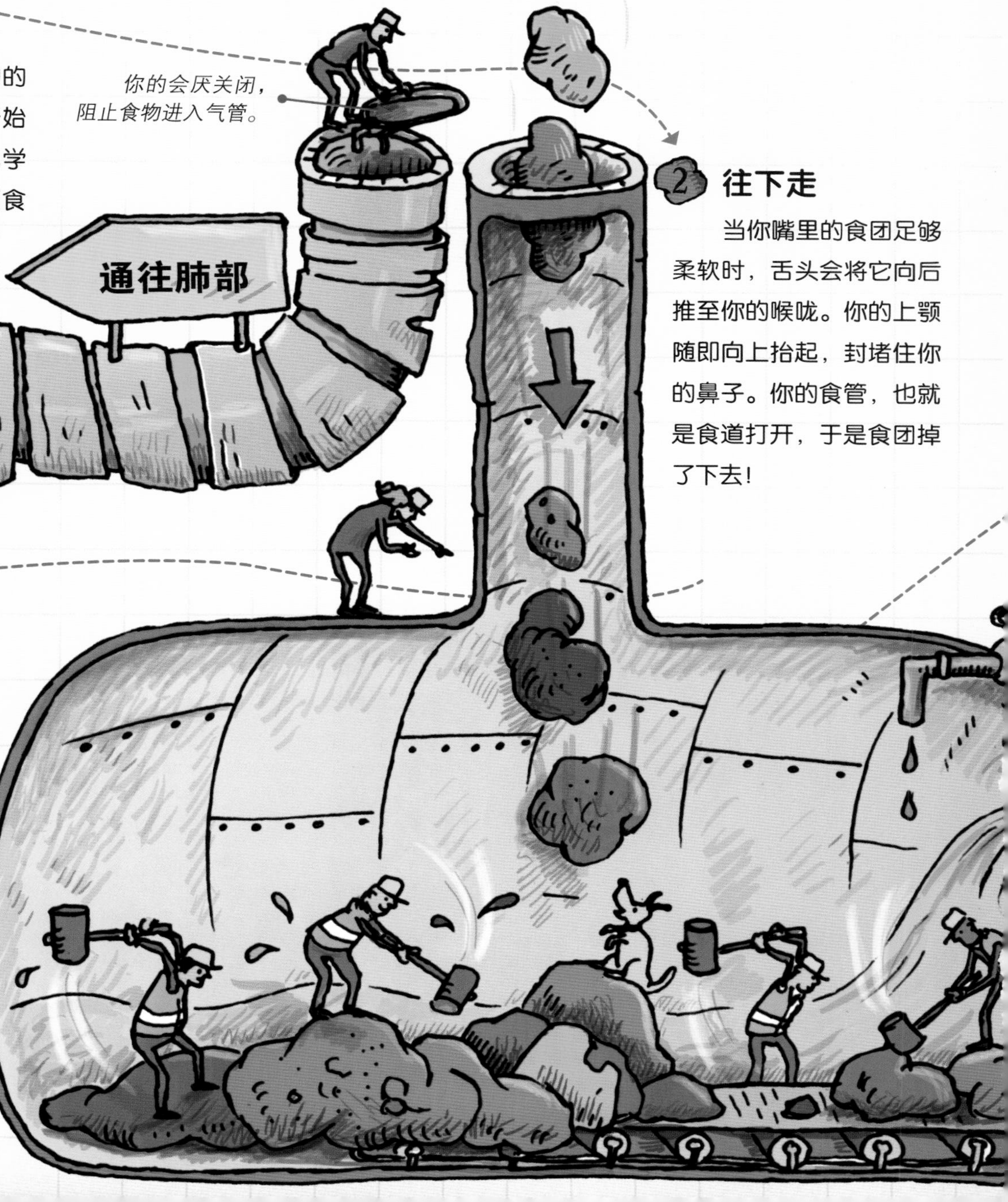
你的会厌关闭，
阻止食物进入气管。
通往肺部

2 往下走

当你嘴里的食团足够柔软时，舌头会将它向后推至你的喉咙。你的上颚随即向上抬起，封堵住你的鼻子。你的食管，也就是食道打开，于是食团掉了下去！

3 粉碎机

继续往下，食团会进入你的胃中。在那里，粉碎和搅动就真的开始了。你的胃有着坚固的胃壁，每隔20秒钟左右就会来回摇动一次，像食物处理器一样将食团捣碎。

为什么你要吃东西？

你的身体活动需要持续进行，而食物就是支持身体活动的燃料。它还为你的身体提供了支持生长和保证健康的材料。不同于食肉的狮子和食草的奶牛，我们吃各种各样的食物，但它们的比例需要保持平衡。以下是你需要摄入的主要食物营养类型。

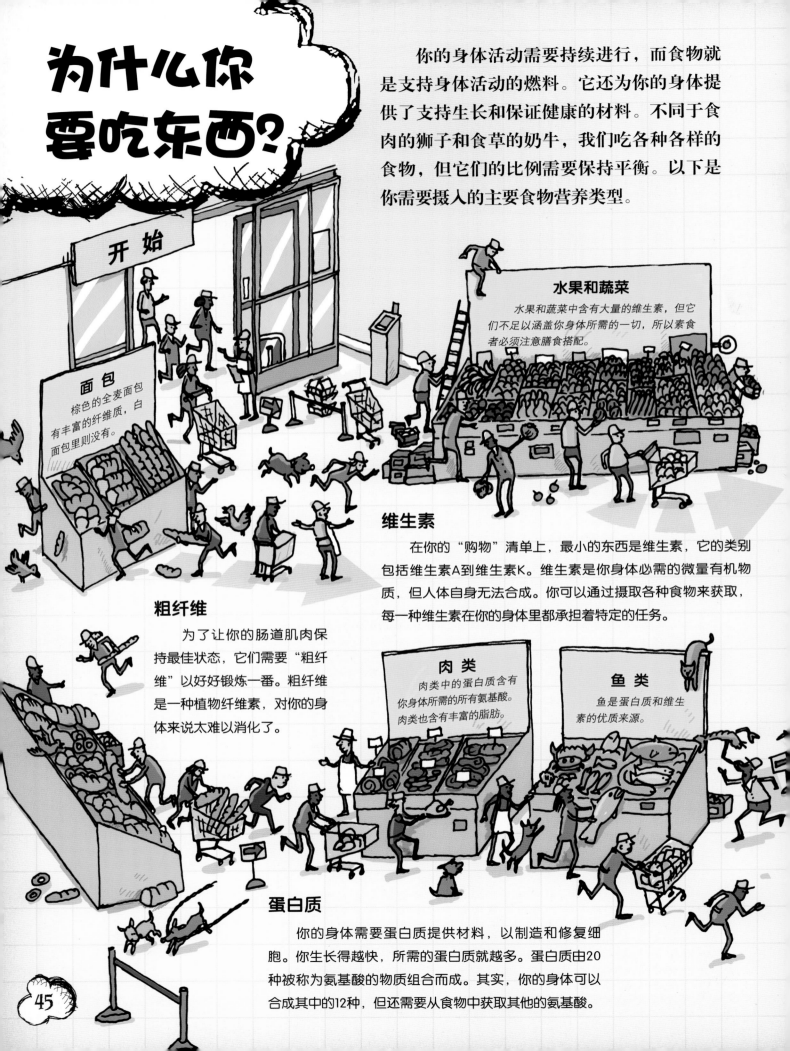

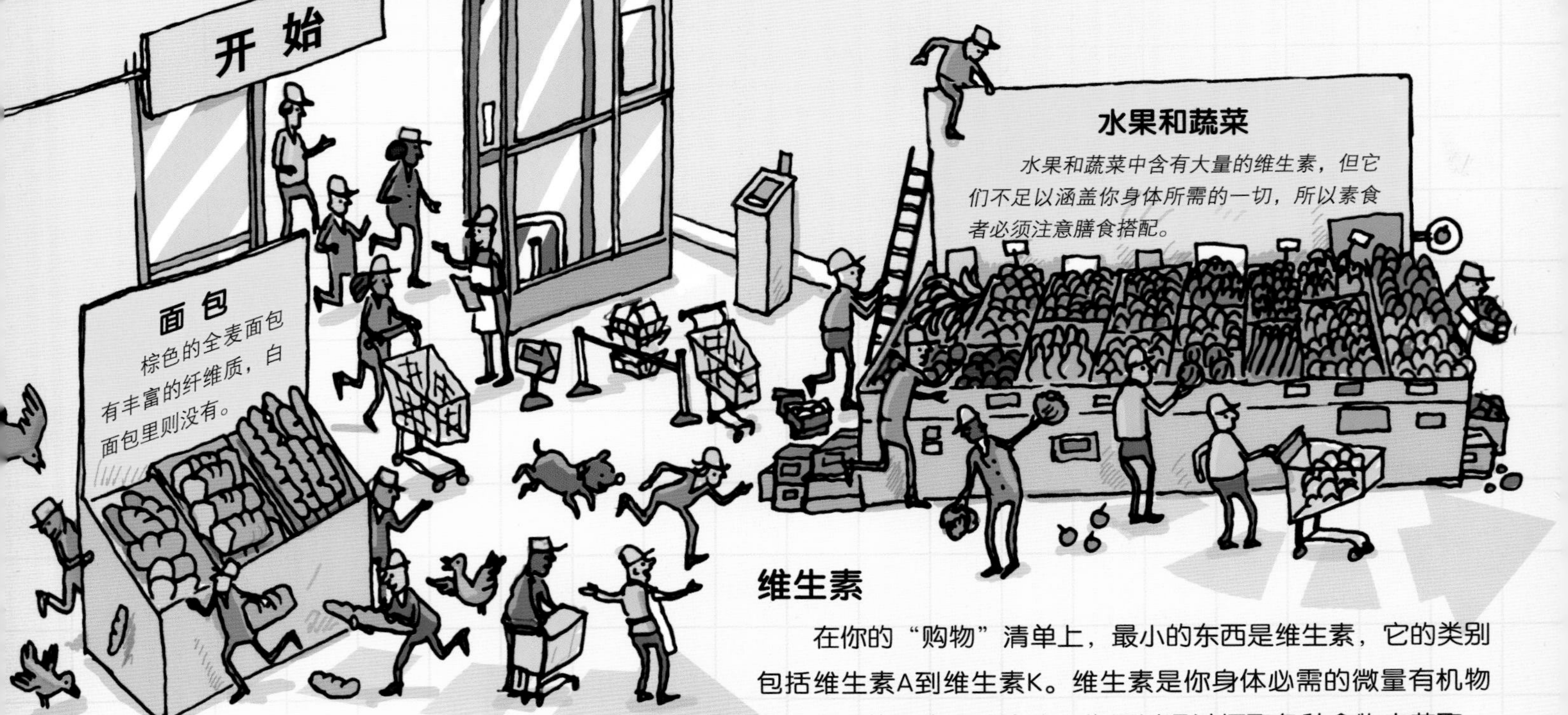
开始
面包
棕色的全麦面包有丰富的纤维质，白面包里则没有。
水果和蔬菜
水果和蔬菜中含有大量的维生素，但它们不足以涵盖你身体所需的一切，所以素食者必须注意膳食搭配。

维生素

在你的“购物”清单上，最小的东西是维生素，它的类别包括维生素A到维生素K。维生素是你身体必需的微量有机物质，但人体自身无法合成。你可以通过摄取各种食物来获取，每一种维生素在你的身体里都承担着特定的任务。

粗纤维

为了让你的肠道肌肉保持最佳状态，它们需要“粗纤维”以好好锻炼一番。粗纤维是一种植物纤维素，对你的身体来说太难以消化了。

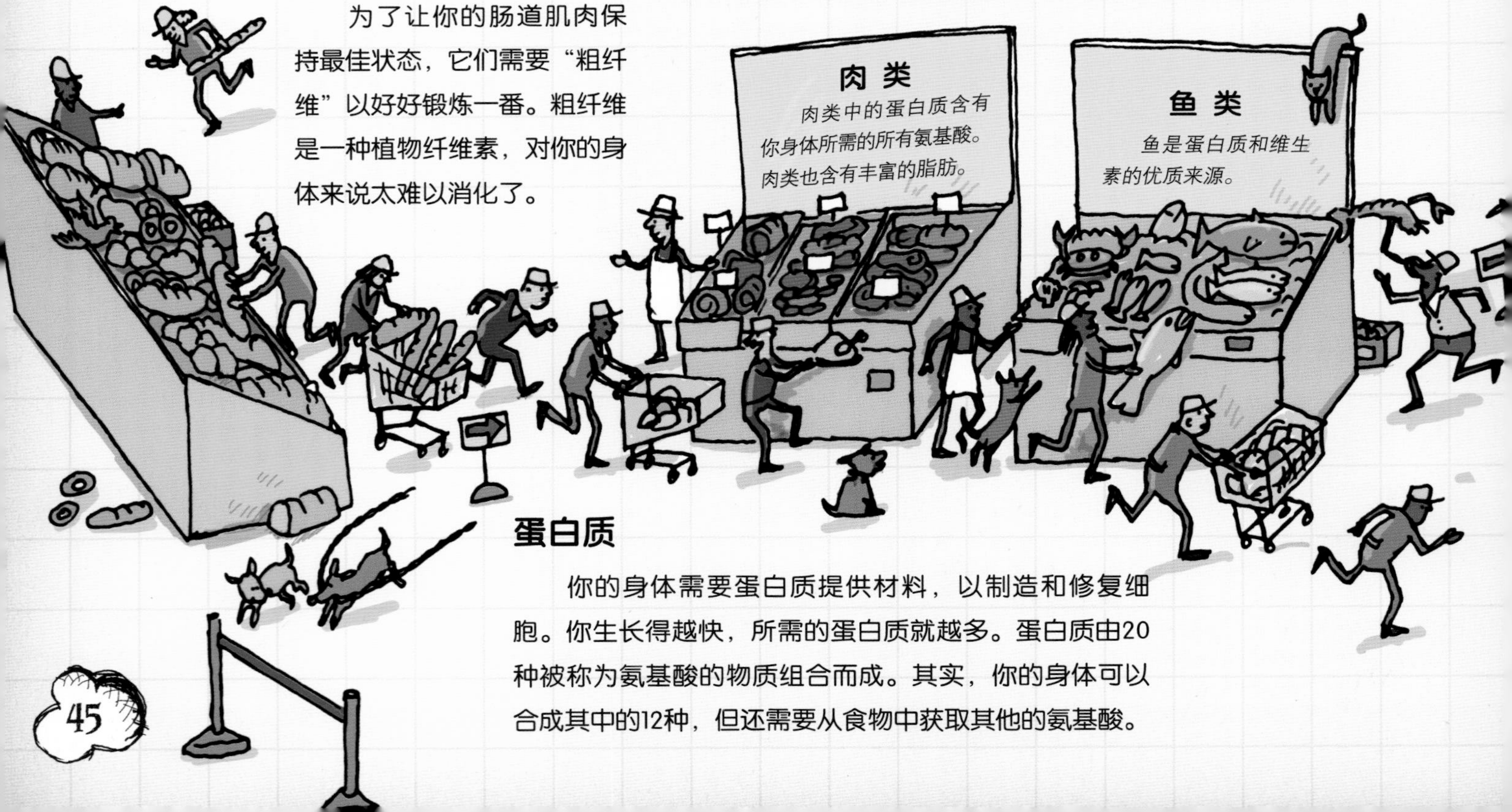
肉类
肉类中的蛋白质含有你身体所需的所有氨基酸。肉类也含有丰富的脂肪。
鱼类
鱼是蛋白质和维生素的优质来源。

蛋白质

你的身体需要蛋白质提供材料，以制造和修复细胞。你生长得越快，所需的蛋白质就越多。蛋白质由20种被称为氨基酸的物质组合而成。其实，你的身体可以合成其中的12种，但还需要从食物中获取其他的氨基酸。

你有了根神经

你的神经系统由长长的神经细胞组成，它们被称为神经元，通过化学和电力的混合作用，在你身体内传输信号。感觉神经元从感官接收消息，运动神经元向肌肉发送信号。

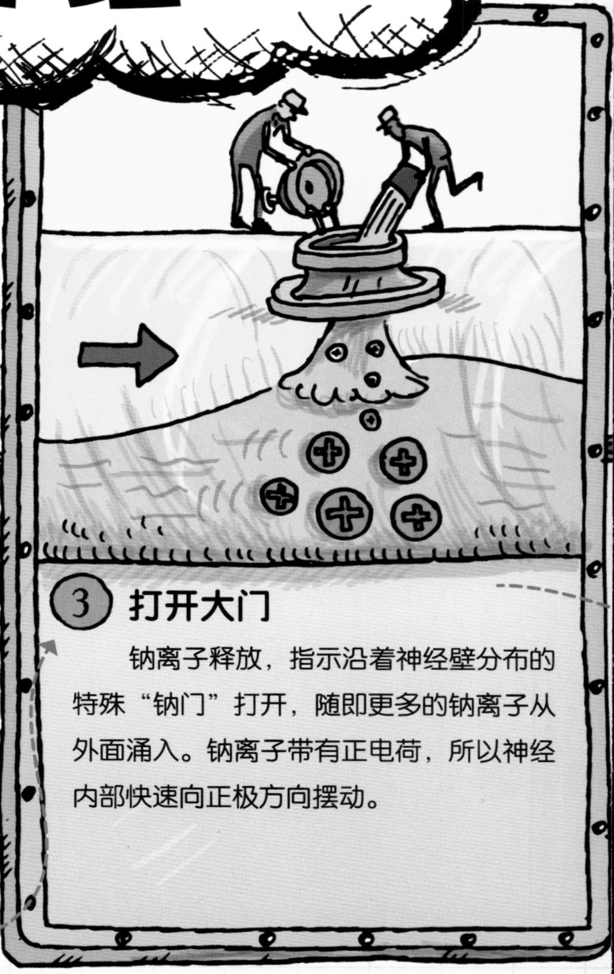

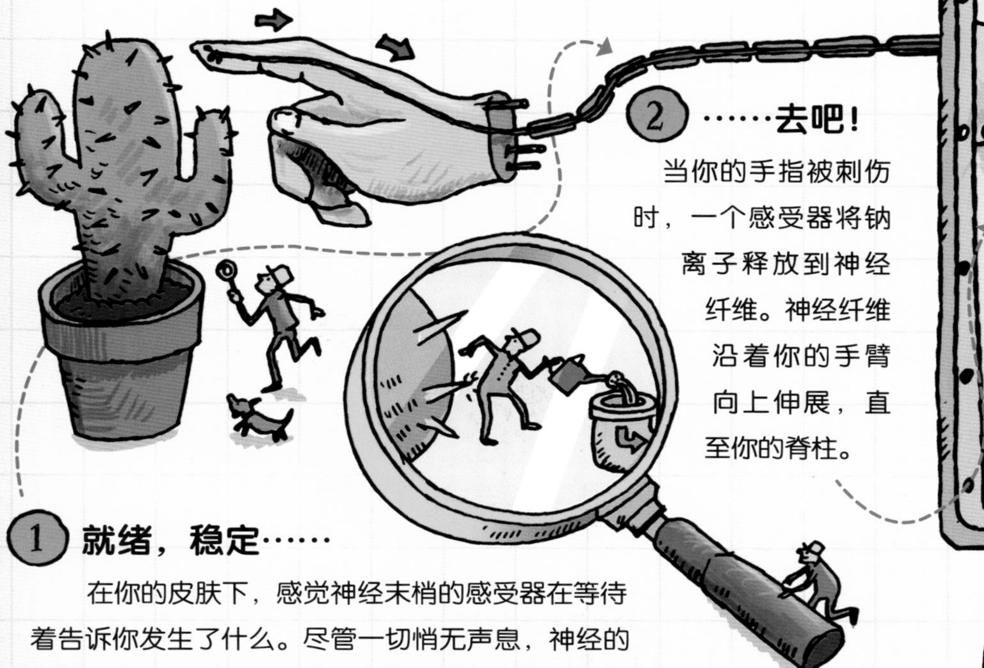

2 ……去吧！

当你的手指被刺伤时，一个感受器将钠离子释放到神经纤维。神经纤维沿着你的手臂向上伸展，直至你的脊柱。

3 打开大门

钠离子释放，指示沿着神经壁分布的特殊“钠门”打开，随即更多的钠离子从外面涌入。钠离子带有正电荷，所以神经内部快速向正极方向摆动。

1 就绪，稳定……

在你的皮肤下，感觉神经末梢的感受器在等待着告诉你发生了什么。尽管一切悄无声息，神经的内部却带有负电荷，因为这里存在着很多蛋白质离子。离子是带有电荷的微小颗粒，蛋白质离子上带有的电荷是负的。

注意间隔！

任何两个神经细胞之间都不会相互接触。相反，他们通过一个微小的间隙或“突触”发送信号，即被称为神经递质的化学粒子流。接受神经的停泊位点只接受某些神经递质，所以它们只有在释放出正确的化学物质后才会有反应。

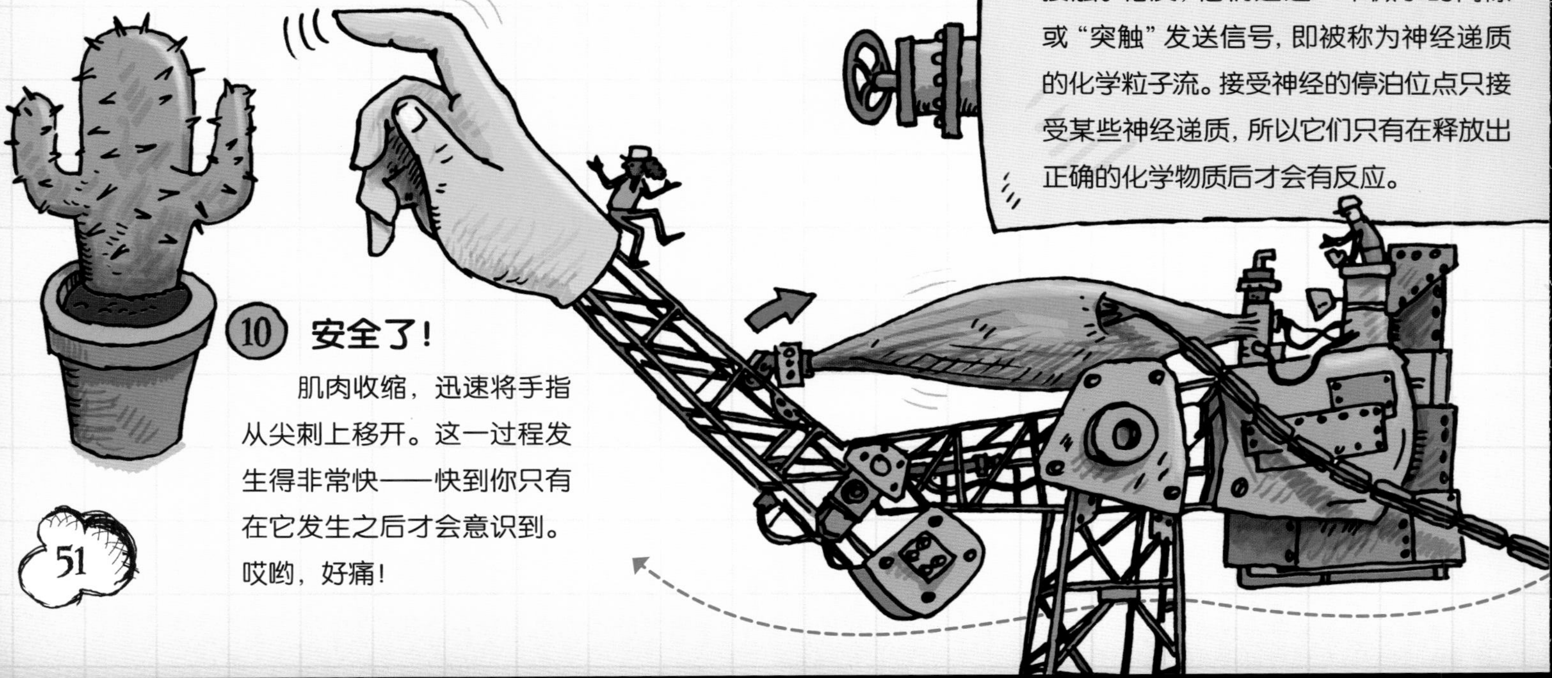

10 安全了！

肌肉收缩，迅速将手指从尖刺上移开。这一过程发生得非常快——快到你只有在它发生之后才会意识到。哎哟，好痛！

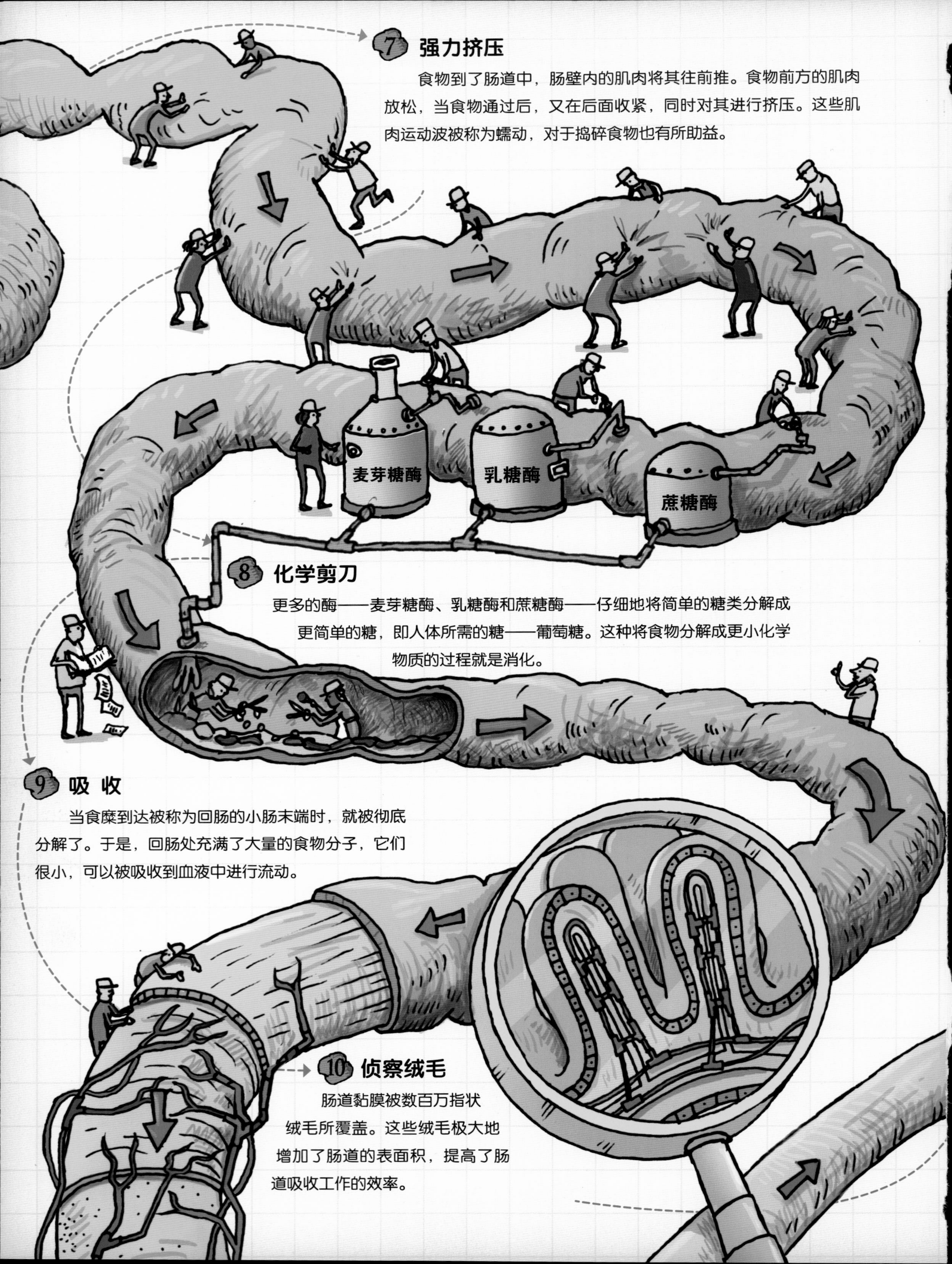

7 强力挤压

食物到了肠道中，肠壁内的肌肉将其往前推。食物前方的肌肉放松，当食物通过后，又在后面收紧，同时对其进行挤压。这些肌肉运动波被称为蠕动，对于捣碎食物也有所助益。

8 化学剪刀

更多的酶——麦芽糖酶、乳糖酶和蔗糖酶——仔细地将简单的糖类分解成更简单的糖，即人体所需的糖——葡萄糖。这种将食物分解成更小化学物质的过程就是消化。

9 吸 收

当食糜到达被称为回肠的小肠末端时，就被彻底分解了。于是，回肠处充满了大量的食物分子，它们很小，可以被吸收到血液中进行流动。

10 侦察绒毛

肠道黏膜被数百万指状绒毛所覆盖。这些绒毛极大地增加了肠道的表面积，提高了肠道吸收工作的效率。

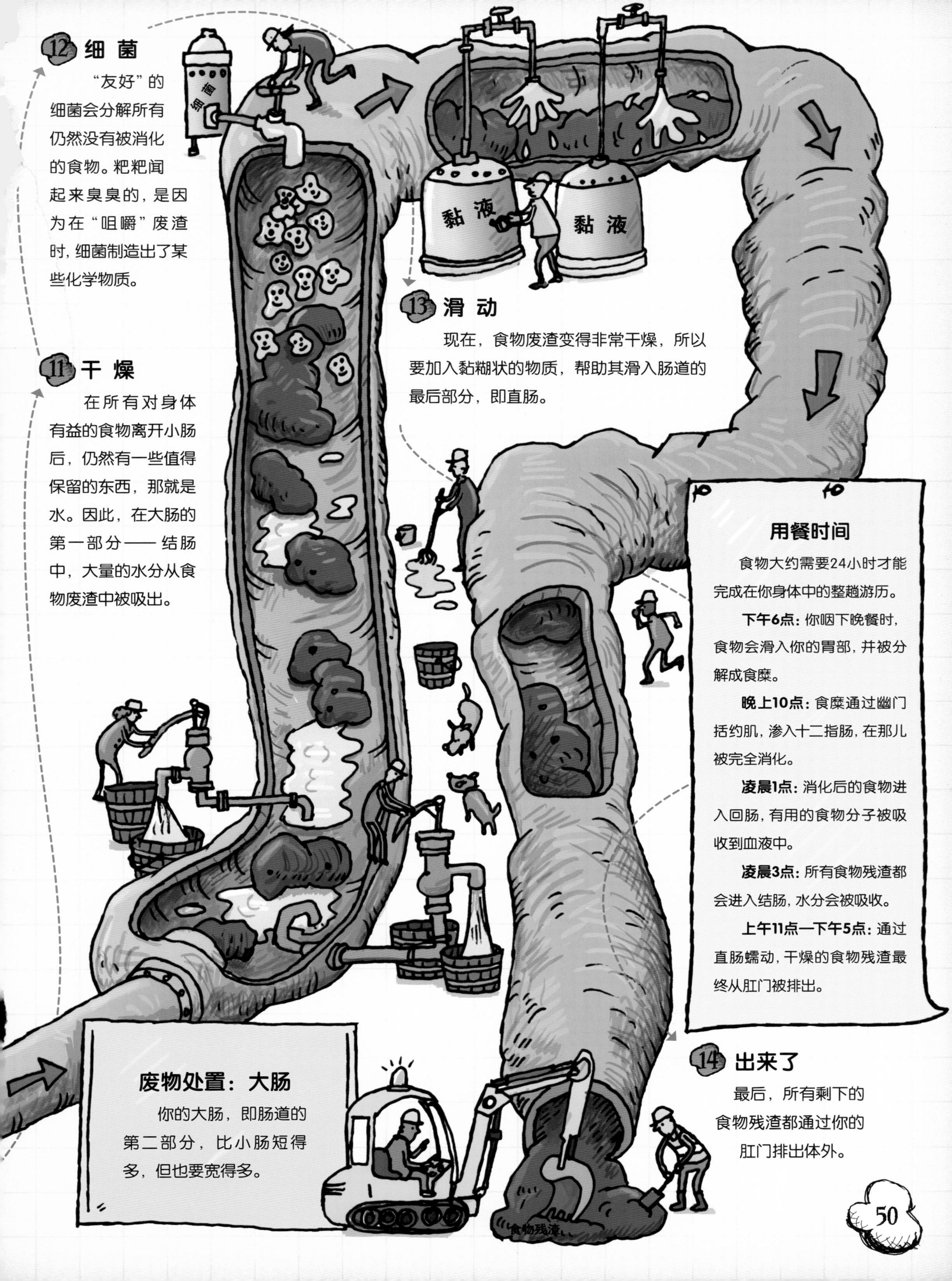

废物处置：大肠

你的大肠，即肠道的第二部分，比小肠短得多，但也要宽得多。

11 干燥

在所有对身体有益的食物离开小肠后，仍然有一些值得保留的东西，那就是水。因此，在大肠的第一部分——结肠中，大量的水分从食物废渣中被吸出。

12 细菌

“友好”的细菌会分解所有仍然没有被消化的食物。粑粑闻起来臭臭的，是因为在“咀嚼”废渣时，细菌制造出了某些化学物质。

13 滑动

现在，食物废渣变得非常干燥，所以要加入黏糊状的物质，帮助其滑入肠道的最后部分，即直肠。

14 出来了

最后，所有剩下的食物残渣都通过你的肛门排出体外。

用餐时间

食物大约需要24小时才能完成在你身体中的整趟游历。

下午6点：你咽下晚餐时，食物会滑入你的胃部，并被分解成食糜。

晚上10点：食糜通过幽门括约肌，渗入十二指肠，在那儿被完全消化。

凌晨1点：消化后的食物进入回肠，有用的食物分子被吸收到血液中。

凌晨3点：所有食物残渣都会进入结肠，水分会被吸收。

上午11点—下午5点：通过直肠蠕动，干燥的食物残渣最终从肛门被排出。

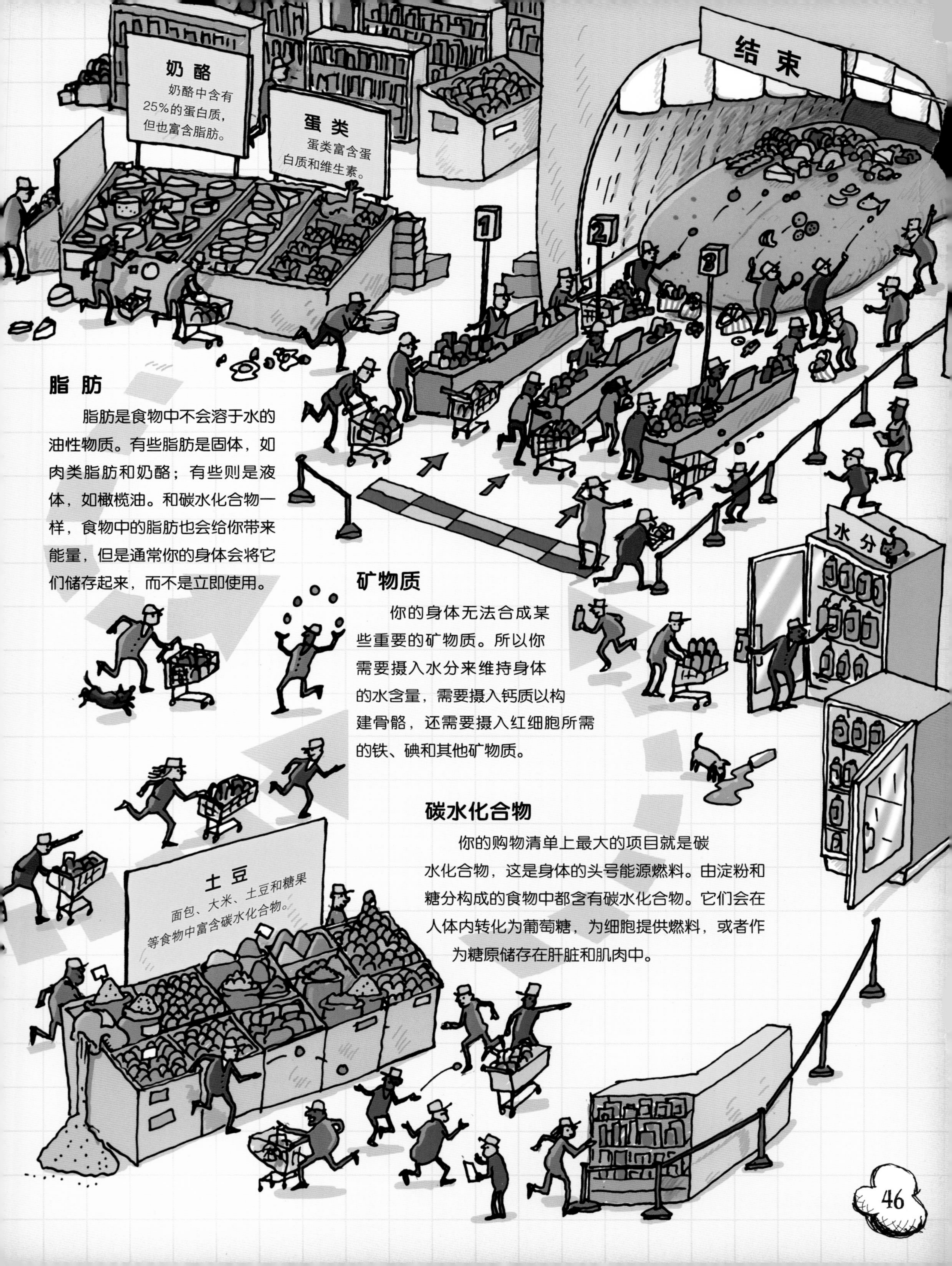
奶酪
奶酪中含有25%的蛋白质，但也富含脂肪。
蛋类
蛋类富含蛋白质和维生素。
结束
1
2
3
水分
土豆
面包、大米、土豆和糖果等食物中富含碳水化合物。

脂肪

脂肪是食物中不会溶于水的油性物质。有些脂肪是固体，如肉类脂肪和奶酪；有些则是液体，如橄榄油。和碳水化合物一样，食物中的脂肪也会给你带来能量，但是通常你的身体会将它们储存起来，而不是立即使用。

矿物质

你的身体无法合成某些重要的矿物质。所以你需要摄入水分来维持身体的水含量，需要摄入钙质以构建骨骼，还需要摄入红细胞所需的铁、碘和其他矿物质。

碳水化合物

你的购物清单上最大的项目就是碳水化合物，这是身体的头号能源燃料。由淀粉和糖分构成的食物中都含有碳水化合物。它们会在人体内转化为葡萄糖，为细胞提供燃料，或者作为糖原储存在肝脏和肌肉中。

在你毫无察觉的情况下，身体中的大量肌肉运动悄然发生了。这一过程被称为反射，它们会在你的身体受到伤害之前迅速做出反应。

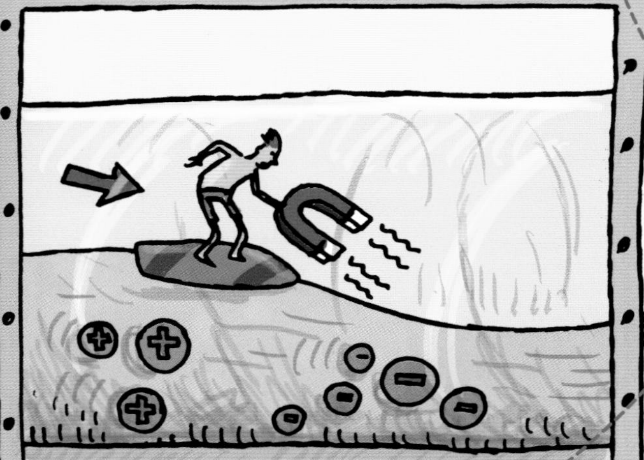

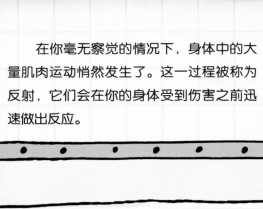

4 磁 波

由于异种电荷互相吸引，带正电荷的钠离子迅速被拉向大部分仍然处于负极的神经纤维。随着它们的飞快移动，更多的钠门被触发，并以闪电般的速度被开启。

5 回到负极

在神经冲动到达后，钾门打开，并释放带正电荷的钾离子。因为信号持续时间很短，神经内部再次变为负极。

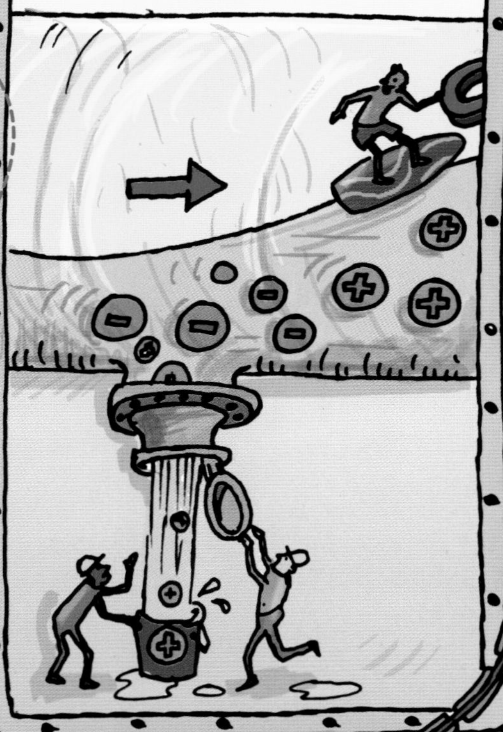

6 重新设置

适时地，第三组门将会打开，让钾离子回流进去，而钠离子又回流出去，这样神经就可以做好准备发送另一个信号了。

7 脊 柱

信号很快到达你的脊柱，这里有沿着树突分支分布的其他神经，感觉神经在此与它们连接。信号从而一直向上传递，连接到你的大脑神经，告诉大脑，你受伤了。

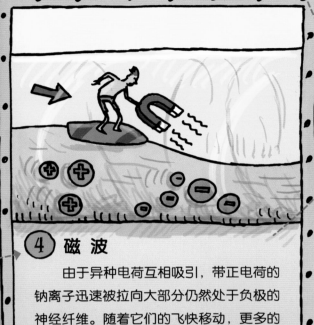

8 紧急信号

因为你的手指可能会受伤，感觉神经也会通过一个叫作中间神经元的连接直接向运动神经发出信号。

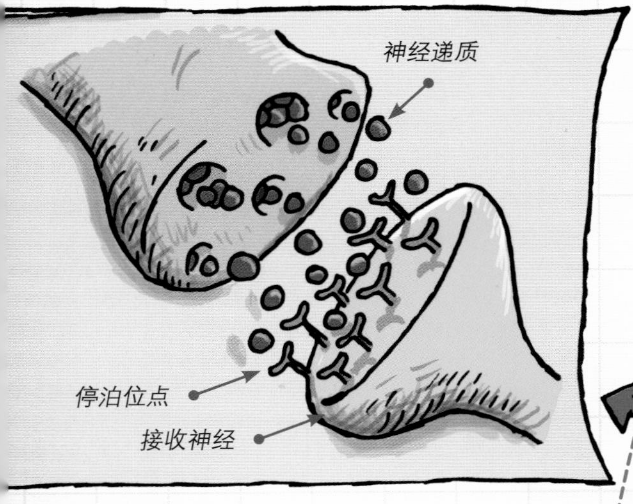
神经递质
停泊位点
接收神经

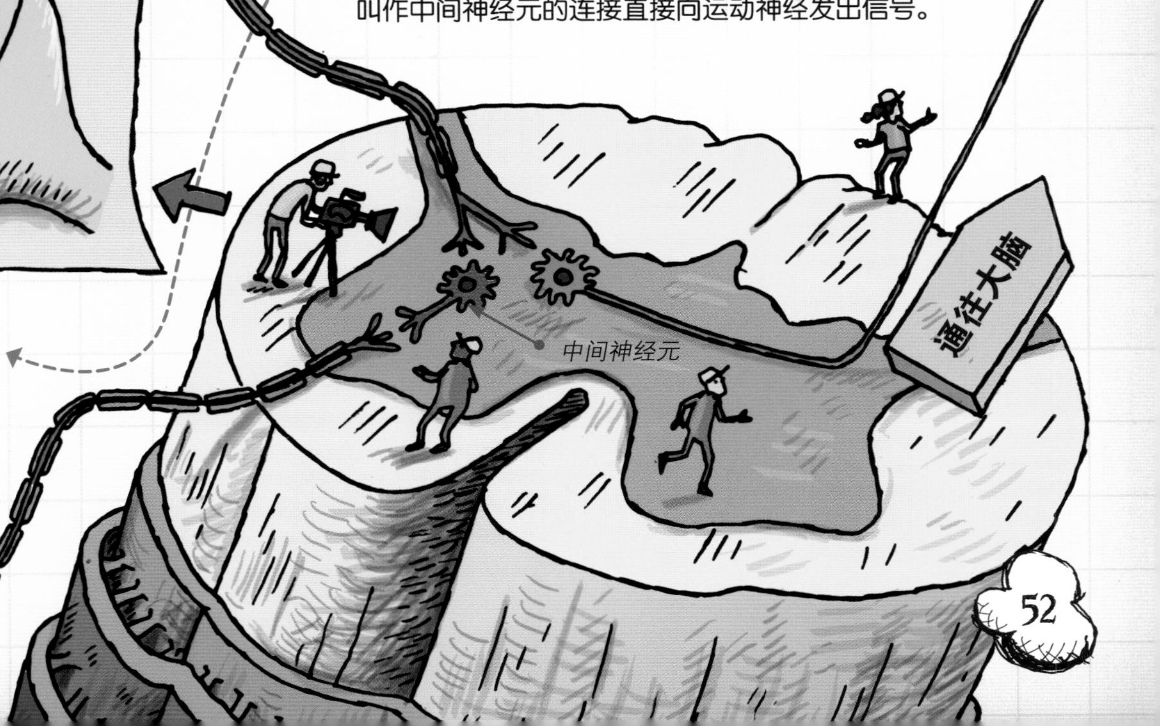
中间神经元
通往大脑

9 告诉肌肉

当运动神经从中间神经元收到这个疼痛信号时，它会沿着你能够活动手指的肌肉迅速传递神经冲动。

你是如何看到东西的？

你的每一只眼睛都如同一台内置镜头的神奇照相机，能够无比清晰地捕捉世界的奇妙图像。在你眼睛的后面，大脑拥有一套聪明的视觉处理系统，帮助你立即感知到图像。

1. 光线进入眼睛

光线通过角膜进入你的眼睛，角膜将你所看到的物体投来的光线弯曲。然后光线通过一个小小的晶状体调整焦距，以产生清晰的图像，因而无论你是近距离还是远距离观看，都可以看到清晰的图像。

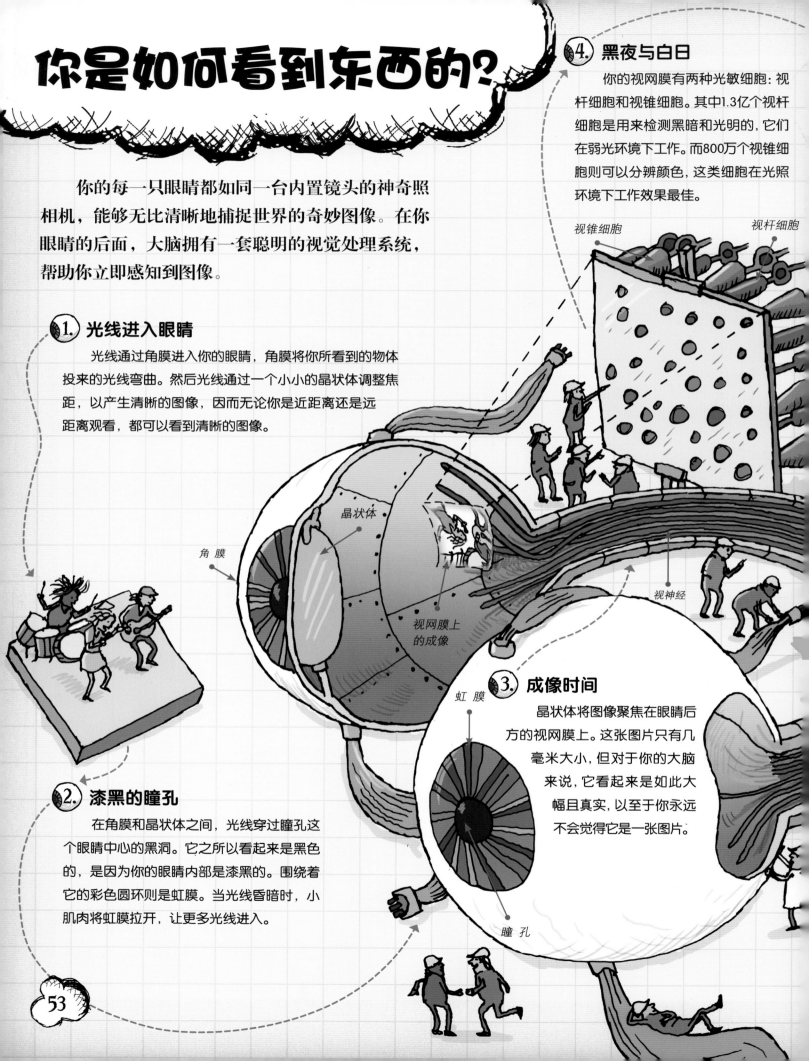

2. 漆黑的瞳孔

在角膜和晶状体之间，光线穿过瞳孔这个眼睛中心的黑洞。它之所以看起来是黑色的，是因为你的眼睛内部是漆黑的。围绕着它的彩色圆环则是虹膜。当光线昏暗时，小肌肉将虹膜拉开，让更多光线进入。

4. 黑夜与白日

你的视网膜有两种光敏细胞：视杆细胞和视锥细胞。其中1.3亿个视杆细胞是用来检测黑暗和光明的，它们在弱光环境下工作。而800万个视锥细胞则可以分辨颜色，这类细胞在光照环境下工作效果最佳。

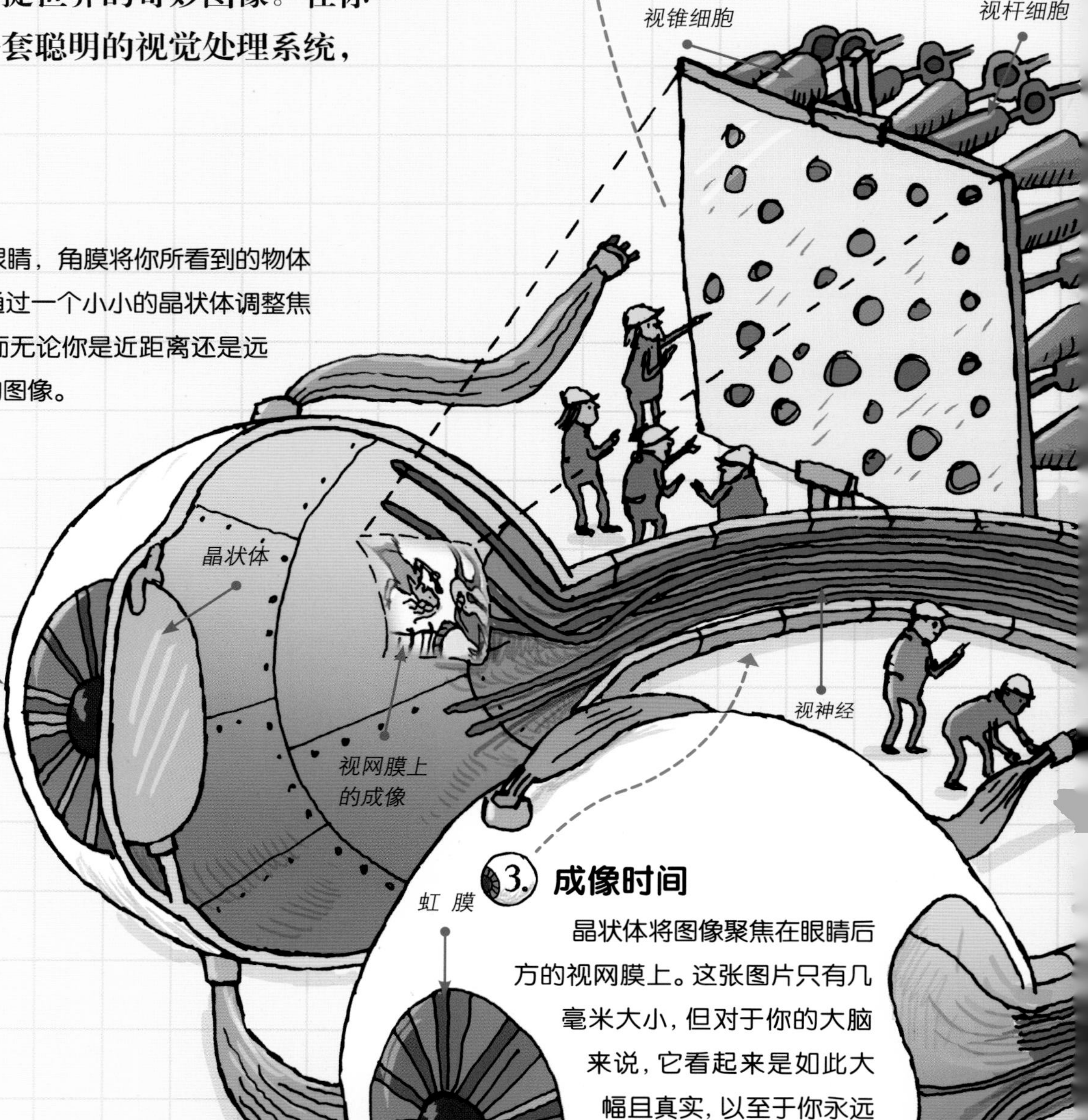
视锥细胞
视杆细胞
晶状体
角 膜
视网膜上
的成像
视神经

3. 成像时间

晶状体将图像聚焦在眼睛后方的视网膜上。这张图片只有几毫米大小，但对于你的大脑来说，它看起来是如此大幅且真实，以至于你永远不会觉得它是一张图片。

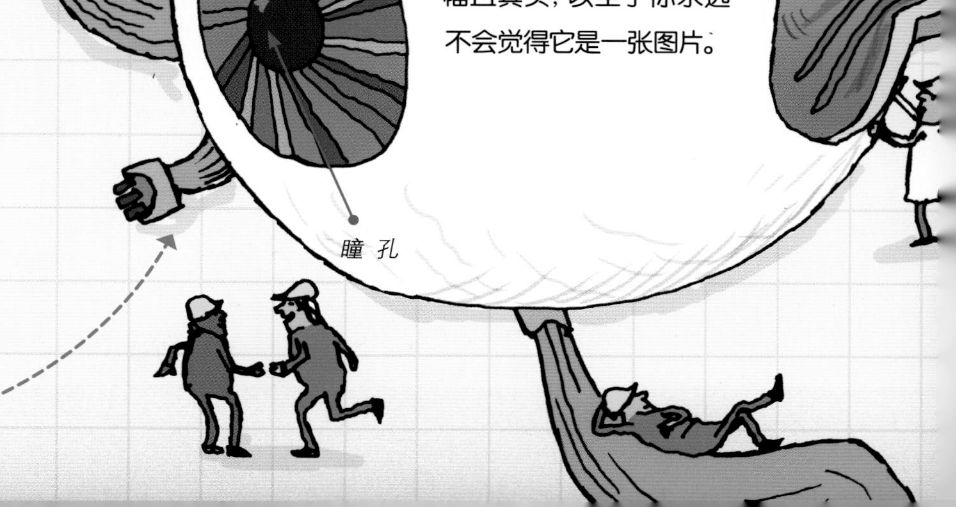
虹 膜
瞳 孔

9. 投影展示

最后，来自外侧膝状体的图片显示在你大脑自身的“屏幕”上，也就是复合的视觉皮层。在视觉层接收视觉信息的几毫秒后，你就看到了动作。

5. 光线感应器

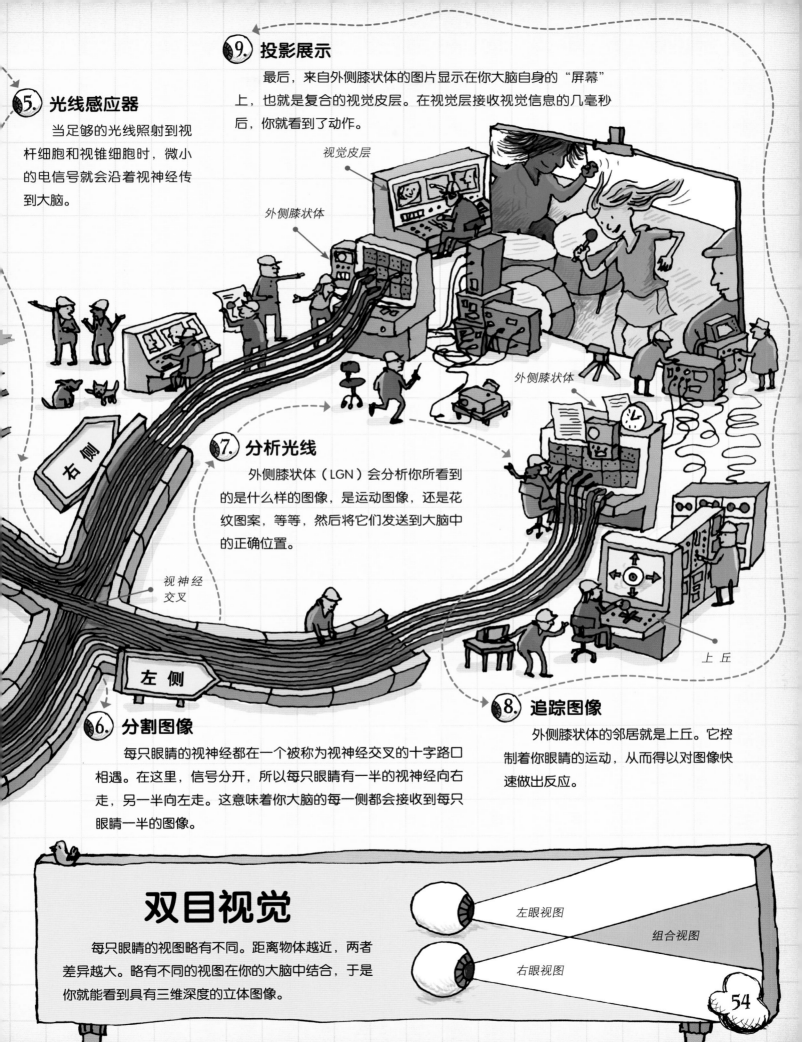

当足够的光线照射到视杆细胞和视锥细胞时，微小的电信号就会沿着视神经传到大脑。

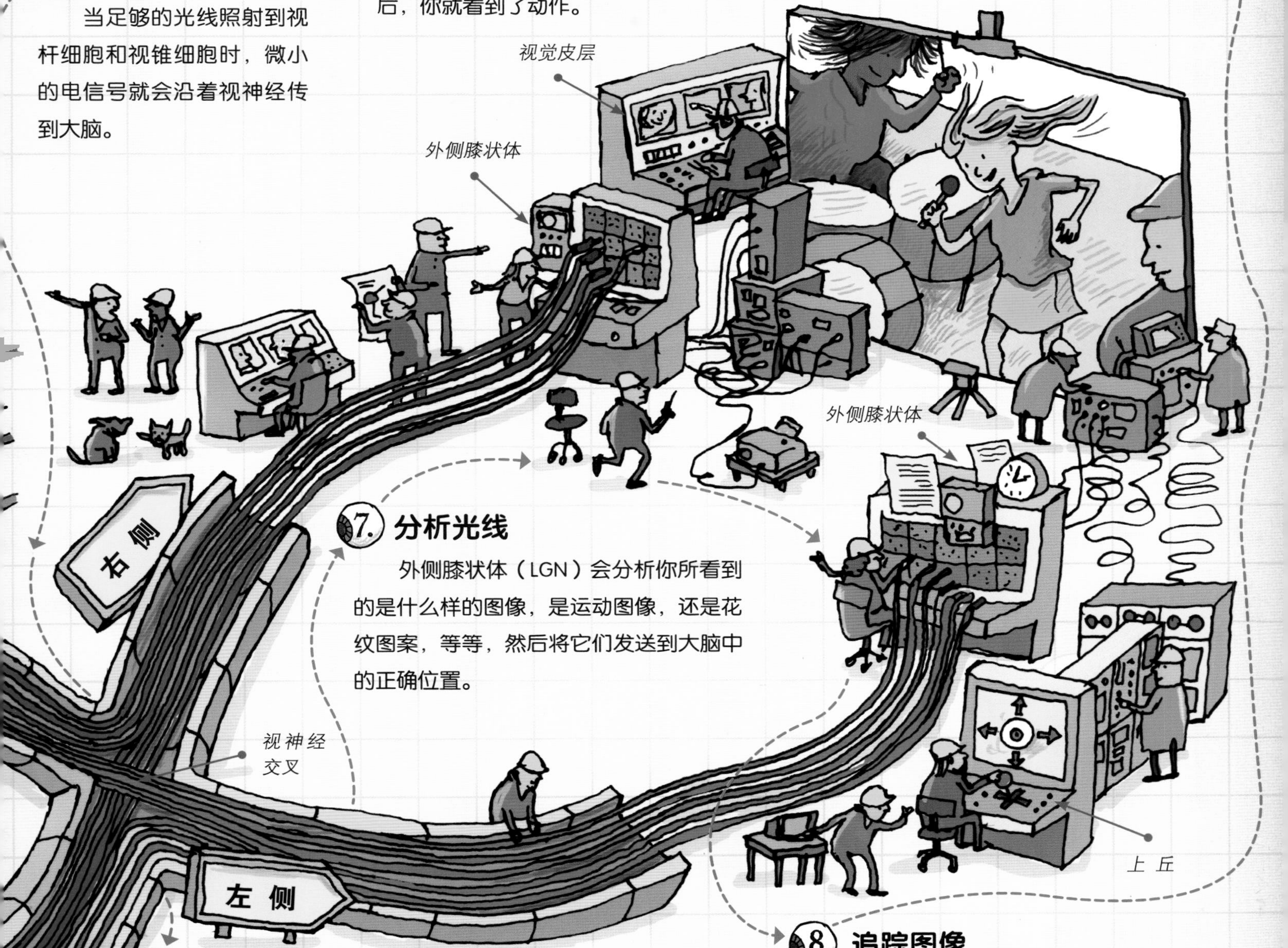
视觉皮层
外侧膝状体
外侧膝状体
右侧
视神经交叉
左侧
上丘

7. 分析光线

外侧膝状体（LGN）会分析你所看到的是什么样的图像，是运动图像，还是花纹图案，等等，然后将它们发送到大脑中的正确位置。

6. 分割图像

每只眼睛的视神经都在一个被称为视神经交叉的十字路口相遇。在这里，信号分开，所以每只眼睛有一半的视神经向右走，另一半向左走。这意味着你大脑的每一侧都会接收到每只眼睛一半的图像。

8. 追踪图像

外侧膝状体的邻居就是上丘。它控制着你眼睛的运动，从而得以对图像快速做出反应。

双目视觉

每只眼睛的视图略有不同。距离物体越近，两者差异越大。略有不同的视图在你的大脑中结合，于是你就能看到具有三维深度的立体图像。

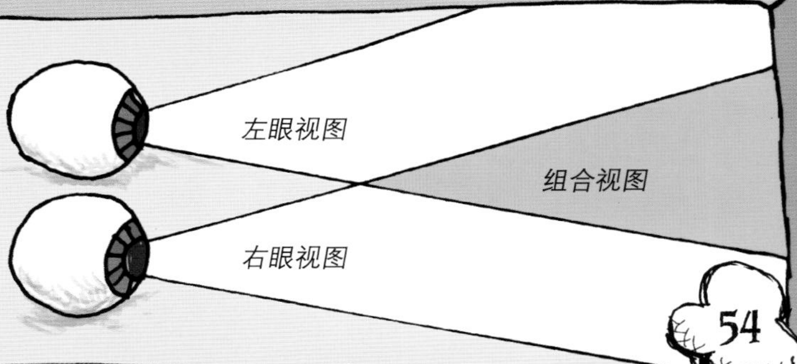
左眼视图
组合视图
右眼视图

你的耳朵是如何工作的？

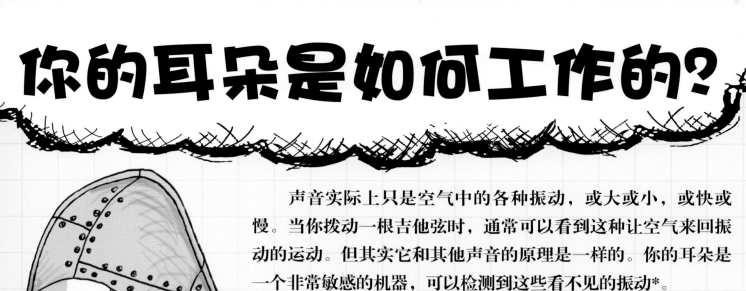

声音实际上只是空气中的各种振动，或大或小，或快或慢。当你拨动一根吉他弦时，通常可以看到这种让空气来回振动的运动。但其实它和其他声音的原理是一样的。你的耳朵是一个非常敏感的机器，可以检测到这些看不见的振动*。

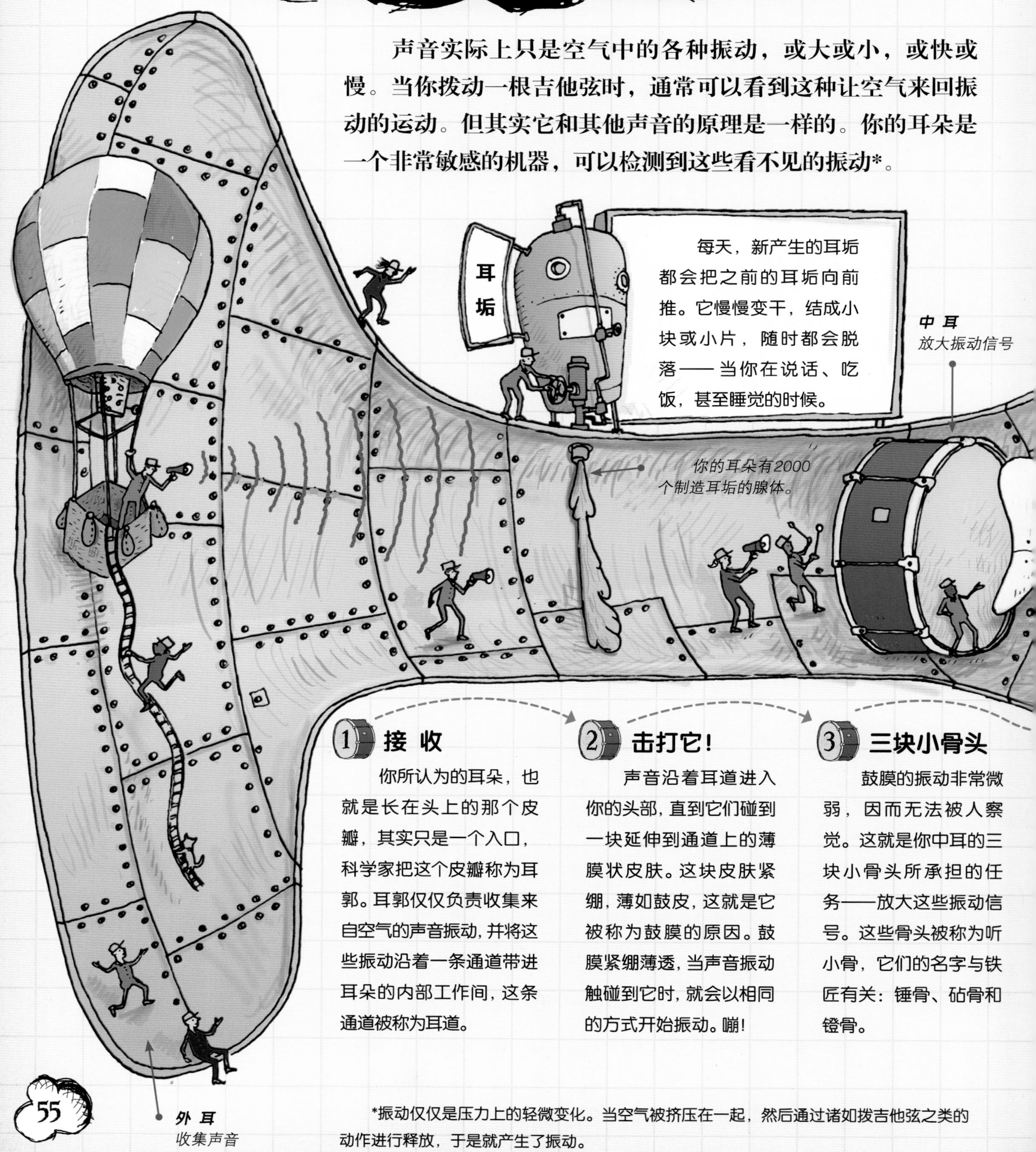

耳垢
每天，新产生的耳垢都会把之前的耳垢向前推。它慢慢变干，结成小块或小片，随时都会脱落——当你在说话、吃饭，甚至睡觉的时候。
中耳
放大振动信号
你的耳朵有2000个制造耳垢的腺体。
外耳
收集声音

1 接 收

你所认为的耳朵，也就是长在头上的那个皮瓣，其实只是一个入口，科学家把这个皮瓣称为耳郭。耳郭仅仅负责收集来自空气的声音振动，并将这些振动沿着一条通道带进耳朵的内部工作间，这条通道被称为耳道。

2 击打它！

声音沿着耳道进入你的头部，直到它们碰到一块延伸到通道上的薄膜状皮肤。这块皮肤紧绷，薄如鼓皮，这就是它被称为鼓膜的原因。鼓膜紧绷薄透，当声音振动触碰到它时，就会以相同的方式开始振动。嘣！

3 三块小骨头

鼓膜的振动非常微弱，因而无法被人察觉。这就是你中耳的三块小骨头所承担的任务——放大这些振动信号。这些骨头被称为听小骨，它们的名字与铁匠有关：锤骨、砧骨和镫骨。

*振动仅仅是压力上的轻微变化。当空气被挤压在一起，然后通过诸如拨吉他弦之类的动作进行释放，于是就产生了振动。

稳住！

耳蜗旁边是一组环状管，里面充满了液体，被称为半规管。这些管道相当于一个小型水准仪，当液体在管内流动的时候，它表明了你的身体在向哪侧倾斜。

4 增加强度

当鼓膜振动时，会振动锤骨，锤骨随之敲击砧骨，从而振动镫骨。锤骨是三块骨头中最大的一块，因此每次振动偏离原位的距离较大。镫骨振动时只会偏离一点距离，但每次振动都更为强烈。

5 敲敲窗

接下来是内耳。这是一个充满着流体的卷曲蜗牛壳形管，被称为耳蜗。耳蜗中有一小部分皮肤叫作卵圆窗，它被镫骨敲得叮当响。

6 耳蜗声波

敲打卵圆窗会发出细微的声波，它们在耳蜗中的液体中流动。高频率声波只会传播很短的距离，低频率的声波则直接进入中心部位。

7 皮瓣

包裹在耳蜗内的是一层皮瓣，上面覆盖着被称为纤毛的小毛发，这就是柯蒂氏器。声波使柯蒂氏器的皮瓣起伏的同时，也拨弄着纤毛，使其来回飘荡。

8 我听到了！

内耳的纤毛附着在神经上。当这些纤毛随着声波在液体中漂动时，它们会发出信号，告诉大脑关于声音的信息。

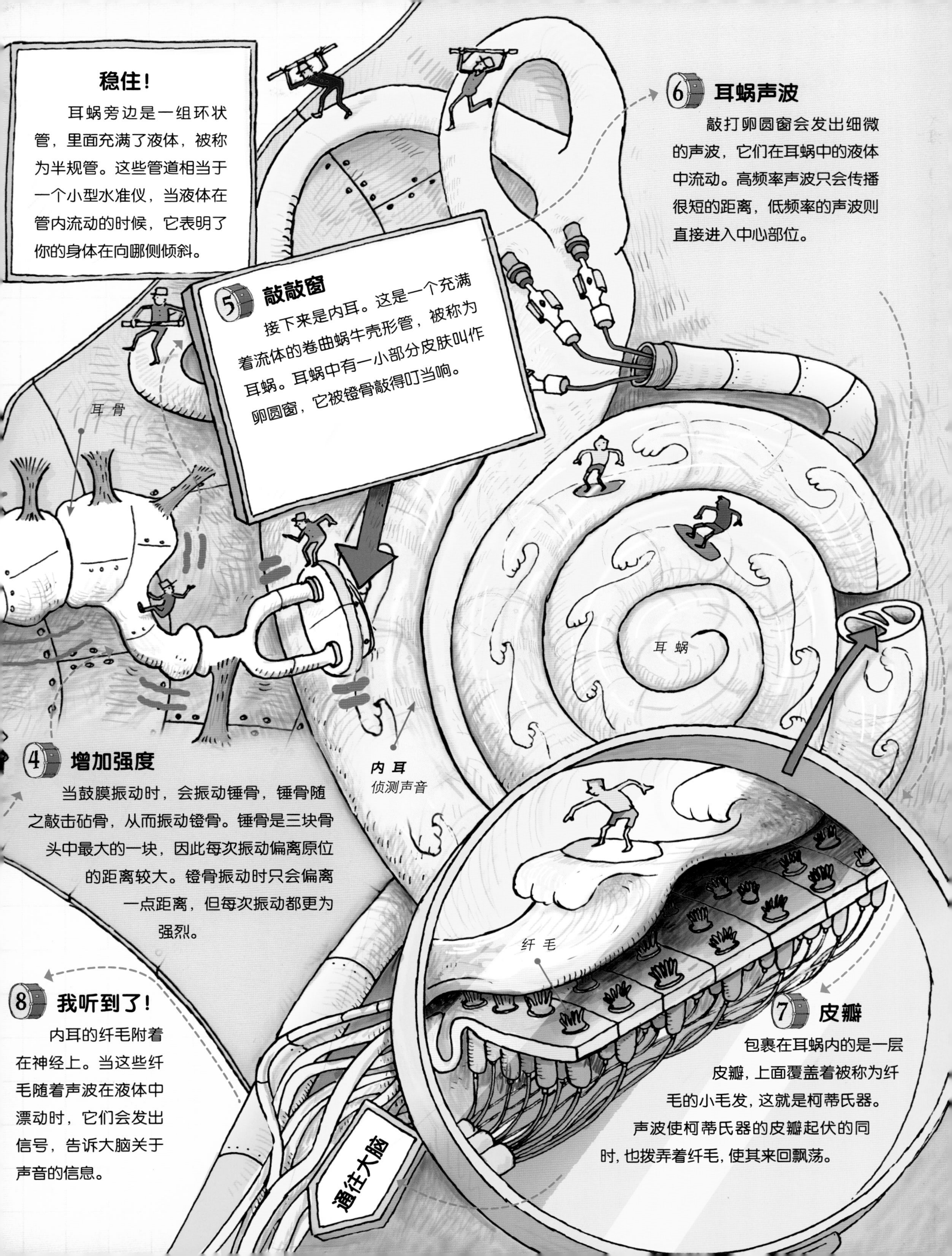

你是如何闻到和尝到味道的？

你的鼻子是一个了不起的化学检测仪。它可以从3000多种化学物质所散发的气味中识别出它们分别是什么东西。它可以从空气中数十亿个颗粒中侦测出一些微小颗粒。你的舌头也是化学探测器哦。你可以通过鼻子和舌头，一起品尝食物的味道。

1. 嗅觉器官

鼻尖腔里有一小块气味传感器，叫作嗅觉上皮细胞。鼻黏膜中的每个传感器都有自己的毛发状天线，稍微插入气流之中，便能够接收气味分子。

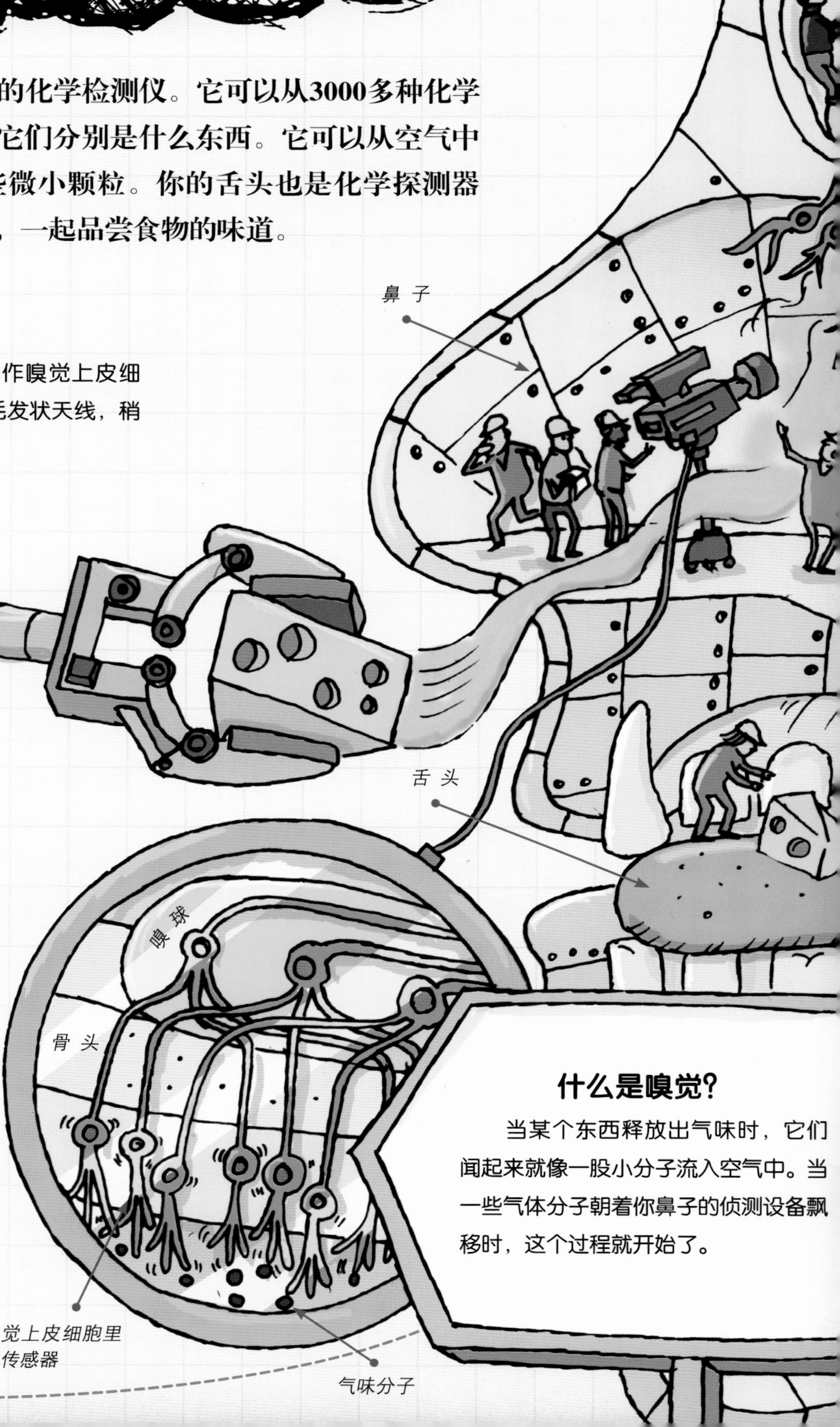

2. 这是我的味道！

鼻子里有400种左右的传感器，它们都会各自寻找自己喜欢的嗅觉分子类型。每种气味分子都可能会使一些传感器兴奋起来，而其余大部分则会完全忽略它。

3. 气味警报

当一个传感器检测到它的分子时，会通过上面薄骨中的通道向上发送一个信号。信号会传递到鼻子的气味接收区域，即嗅球。

什么是嗅觉？

当某个东西释放出气味时，它们闻起来就像一股小分子流入空气中。当一些气体分子朝着你鼻子的侦测设备飘移时，这个过程就开始了。

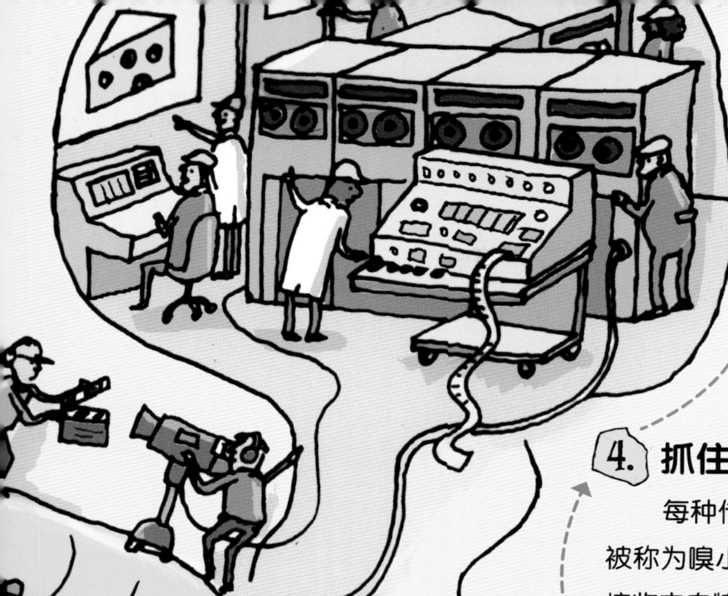

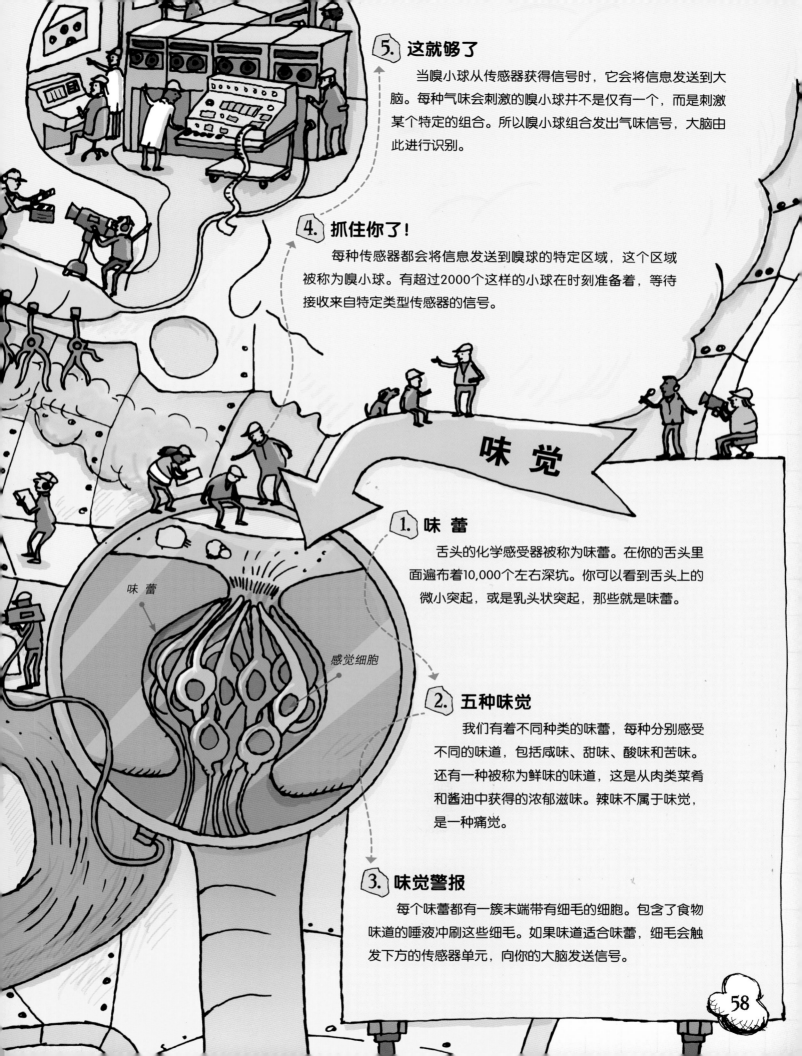

5. 这就够了

当嗅小球从传感器获得信号时，它会将信息发送到大脑。每种气味会刺激的嗅小球并不是仅有一个，而是刺激某个特定的组合。所以嗅小球组合发出气味信号，大脑由此进行识别。

4. 抓住你了！

每种传感器都会将信息发送到嗅球的特定区域，这个区域被称为嗅小球。有超过2000个这样的小球在时刻准备着，等待接收来自特定类型传感器的信号。

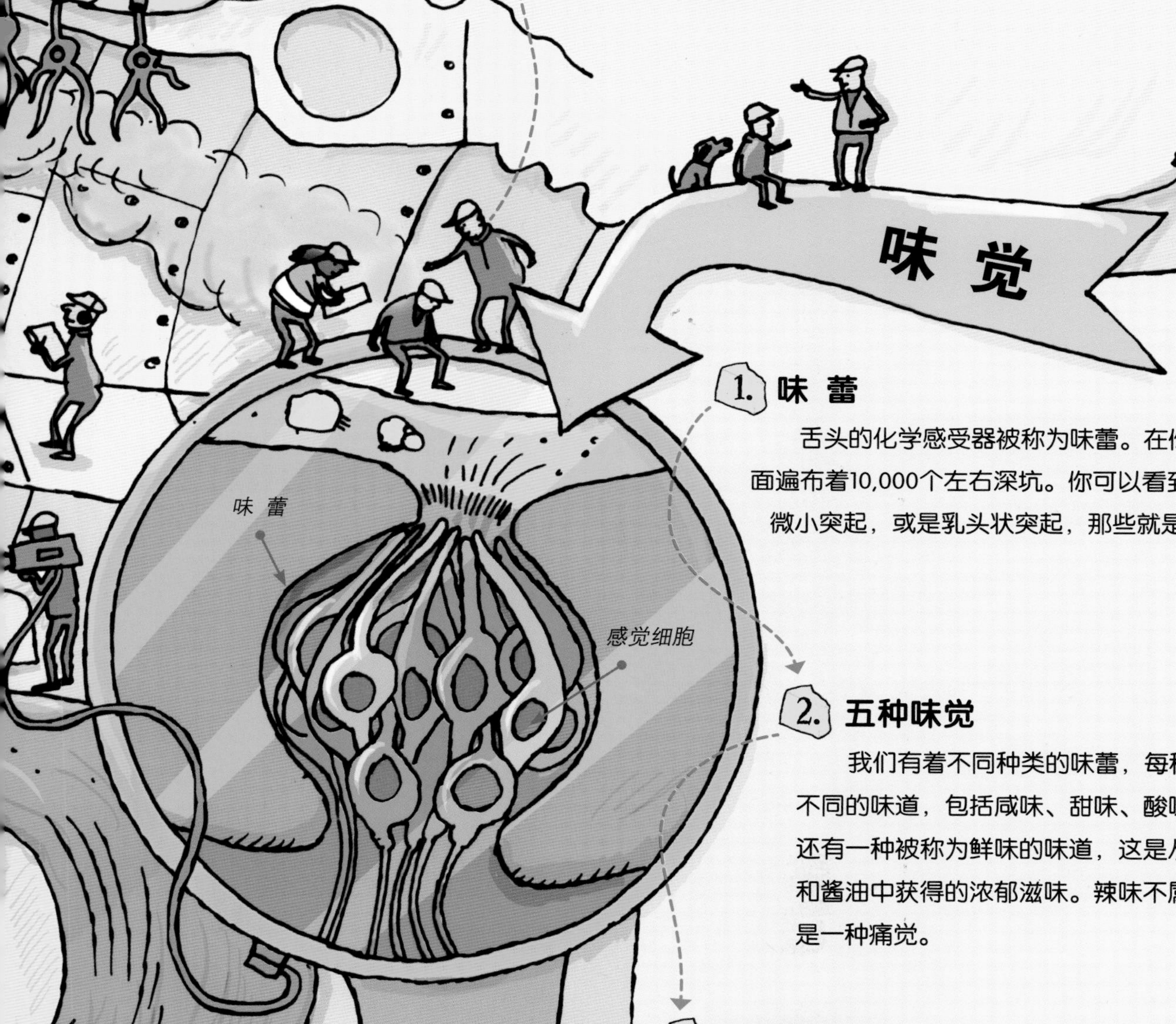

1. 味 蕾

舌头的化学感受器被称为味蕾。在你的舌头里面遍布着10,000个左右深坑。你可以看到舌头上的微小突起，或是乳头状突起，那些就是味蕾。

2. 五种味觉

我们有着不同种类的味蕾，每种分别感受不同的味道，包括咸味、甜味、酸味和苦味。还有一种被称为鲜味的味道，这是从肉类菜肴和酱油中获得的浓郁滋味。辣味不属于味觉，是一种痛觉。

3. 味觉警报

每个味蕾都有一簇末端带有细毛的细胞。包含了食物味道的唾液冲刷这些细毛。如果味道适合味蕾，细毛会触发下方的传感器单元，向你的大脑发送信号。

你是如何思考的?

你的大脑如同一台了不起的电脑。它由近千亿个神经细胞构成。神经细胞之间建立起了数以千计的联系，于是形成了数以万亿计可选的神经信号路线。正是有了这些联系，你才会思考，才会变得聪明、睿智。

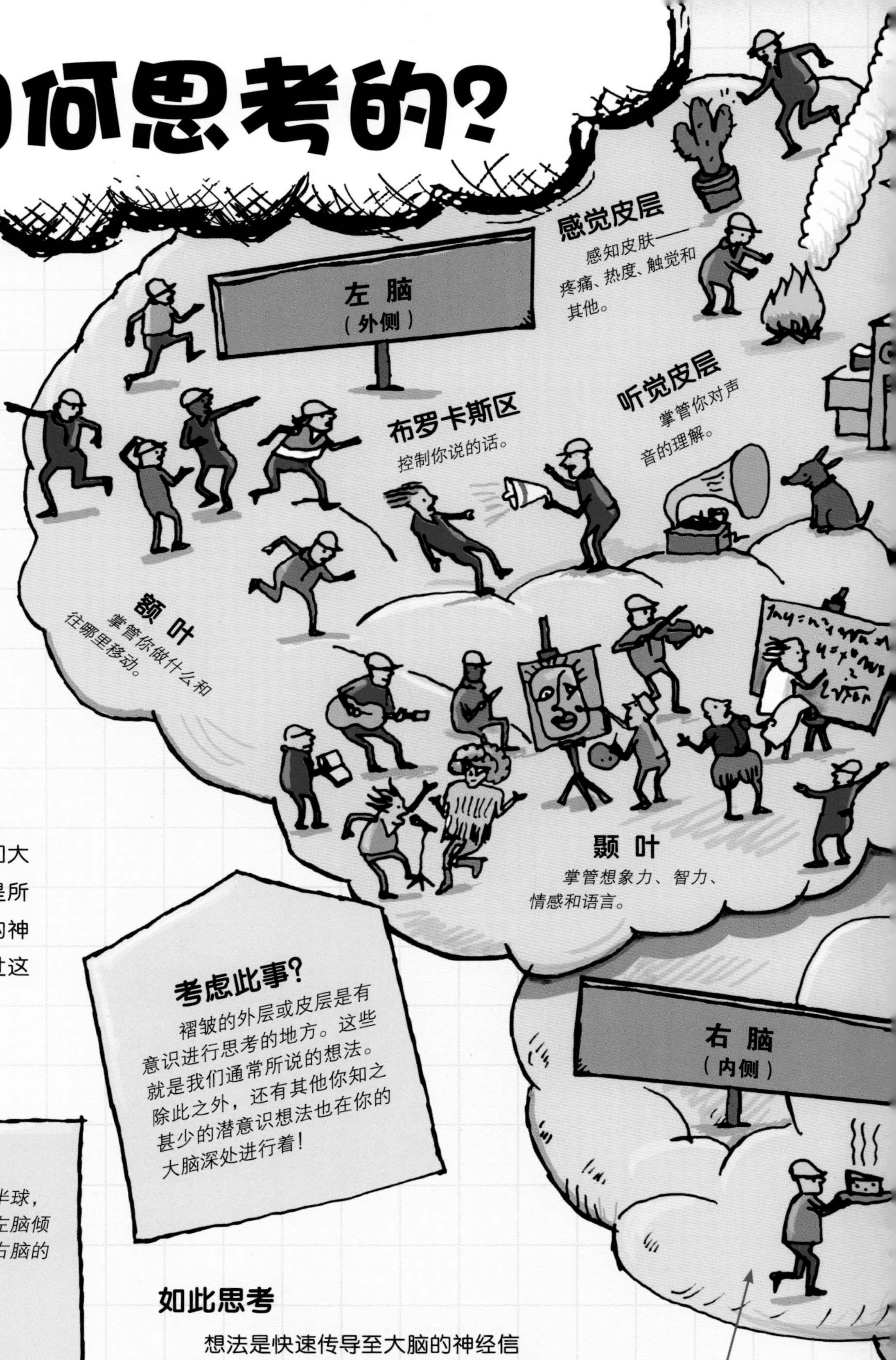
左脑
（外侧）
感觉皮层
感知皮肤——疼痛、热度、触觉和其他。
布罗卡斯区
控制你说的话。
听觉皮层
掌管你对声音的理解。
额叶
掌管你做什么和往哪里移动。
颞叶
掌管想象力、智力、情感和语言。
右脑
（内侧）
嗅觉中枢
处理你闻到的气味。
杏仁核
控制你的情绪，并帮助你做出决定。

你的想法是如何构成的?

你的大脑实际上是由85％的水和大量的脂肪所组成的。但真正重要的是所有通过支撑细胞从而紧密捆在一起的神经细胞。你的所有想法都是快速通过这个神奇网络的信号。

考虑此事?

褶皱的外层或皮层是有意识进行思考的地方。这些就是我们通常所说的想法。除此之外，还有其他你知之甚少的潜意识想法也在你的大脑深处进行着!

两半

你的大脑被分成两半，或者说两个半球，它们由一束神经连接起来。有些人认为左脑倾向于以更合乎逻辑的方式处理事情，而右脑的思考方式则更加情绪化。

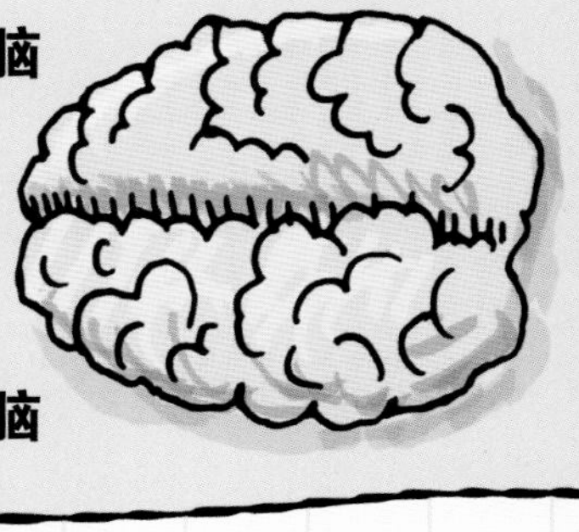
右脑
左脑

如此思考

想法是快速传导至大脑的神经信号，能让你说话和思考，欢笑和哭泣，喜爱和憎恶，并让你做出任何造就了你自己的事情。你所思考的内容取决于哪条神经通路启动。经常使用的通路会变得更加强大且敏捷，那些甚少使用的通路则往往会慢慢衰弱迟钝。

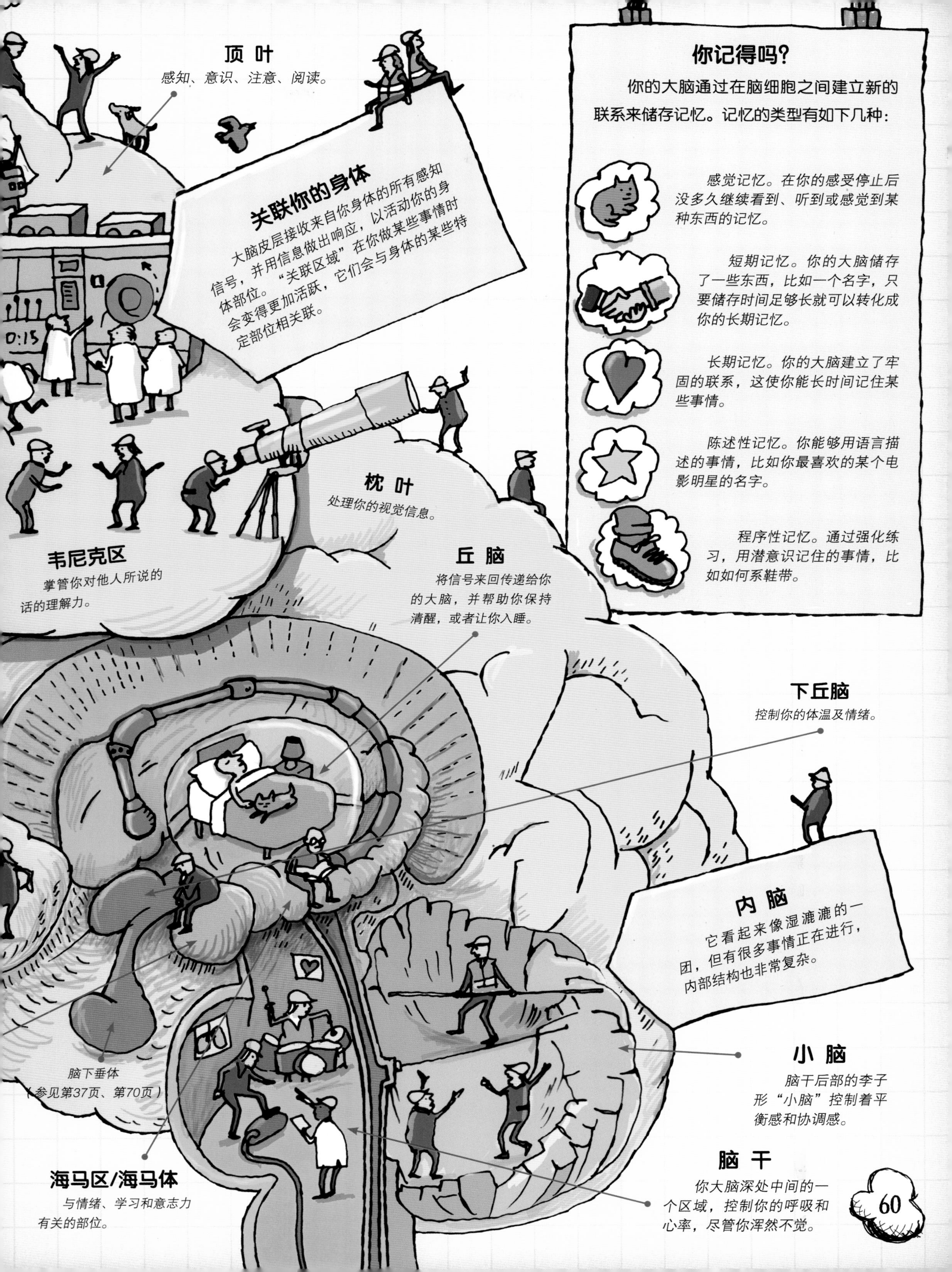

顶 叶
感知、意识、注意、阅读。
关联你的身体
大脑皮层接收来自你身体的所有感知信号，并用信息做出响应，以活动你的身体部位。“关联区域”在你做某些事情时会变得更加活跃，它们会与身体的某些特定部位相关联。
0:15
枕 叶
处理你的视觉信息。
韦尼克区
掌管你对他人所说的话的理解力。
丘 脑
将信号来回传递给你的大脑，并帮助你保持清醒，或者让你入睡。
下丘脑
控制你的体温及情绪。
内 脑
它看起来像湿漉漉的一团，但有很多事情正在进行，内部结构也非常复杂。
小 脑
脑干后部的李子形“小脑”控制着平衡感和协调感。
脑下垂体
（参见第37页、第70页）
脑 干
你大脑深处中间的一个区域，控制你的呼吸和心率，尽管你浑然不觉。
海马区/海马体
与情绪、学习和意志力有关的部位。

你记得吗？

你的大脑通过在脑细胞之间建立新的联系来储存记忆。记忆的类型有如下几种：

感觉记忆。在你的感受停止后没多久继续看到、听到或感觉到某种东西的记忆。

短期记忆。你的大脑储存了一些东西，比如一个名字，只要储存时间足够长就可以转化成你的长期记忆。

长期记忆。你的大脑建立了牢固的联系，这使你能长时间记住某些事情。

陈述性记忆。你能够用语言描述的事情，比如你最喜欢的某个电影明星的名字。

程序性记忆。通过强化练习，用潜意识记住的事情，比如如何系鞋带。

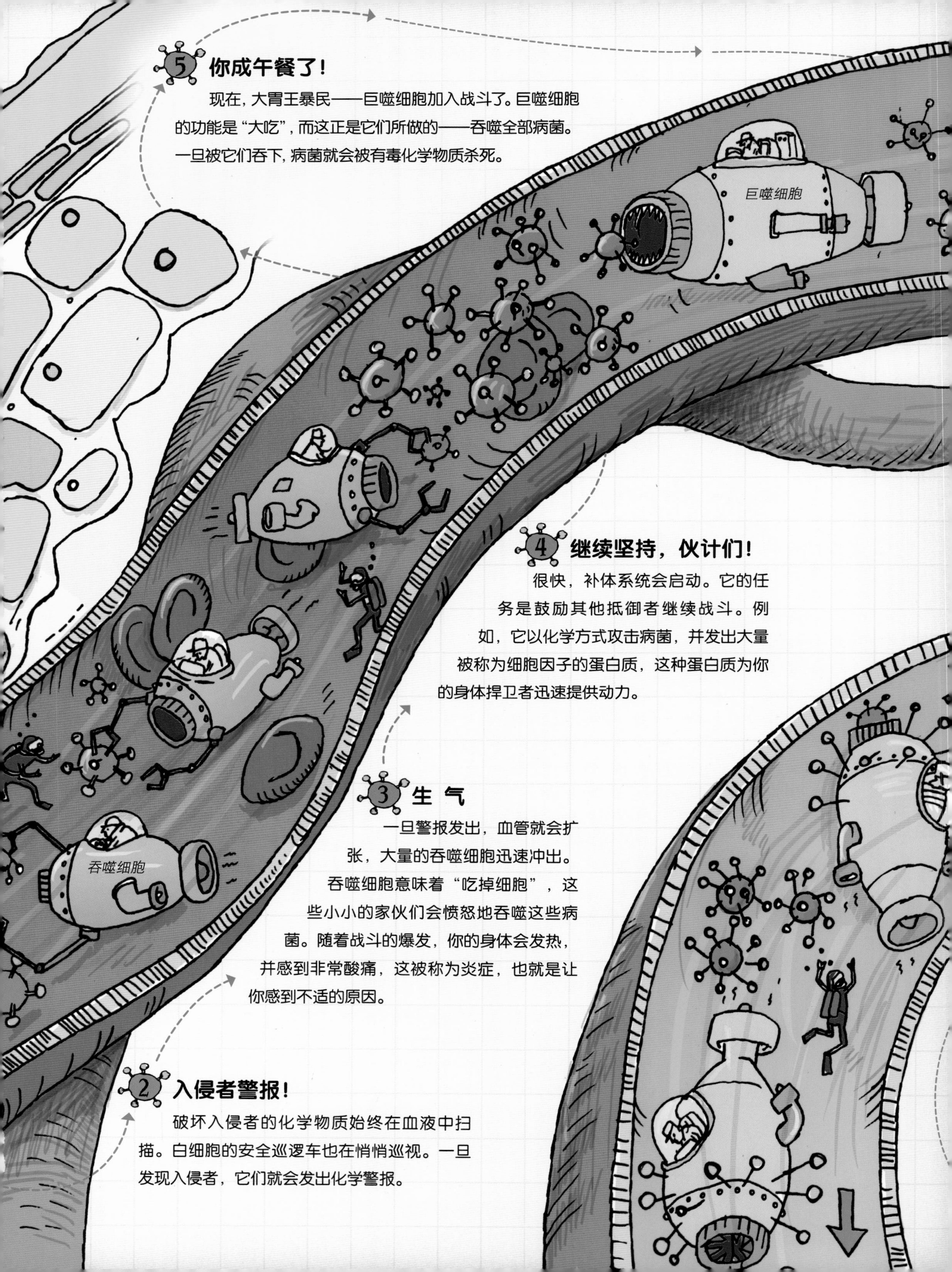

5 你成午餐了！

现在，大胃王暴民——巨噬细胞加入战斗了。巨噬细胞的功能是“大吃”，而这正是它们所做的——吞噬全部病菌。一旦被它们吞下，病菌就会被有毒化学物质杀死。

4 继续坚持，伙计们！

很快，补体系统会启动。它的任务是鼓励其他抵御者继续战斗。例如，它以化学方式攻击病菌，并发出大量被称为细胞因子的蛋白质，这种蛋白质为你的身体捍卫者迅速提供动力。

3 生 气

一旦警报发出，血管就会扩张，大量的吞噬细胞迅速冲出。吞噬细胞意味着“吃掉细胞”，这些小小的家伙们会愤怒地吞噬这些病菌。随着战斗的爆发，你的身体会发热，并感到非常酸痛，这被称为炎症，也就是让你感到不适的原因。

2 入侵者警报！

破坏入侵者的化学物质始终在血液中扫描。白细胞的安全巡逻车也在悄悄巡视。一旦发现入侵者，它们就会发出化学警报。

你是如何康复的？

当你的身体处于病菌的攻击之下，自身就会通过一系列“武器”进行自我防御，这就是免疫系统。这个系统相当巧妙，关于它是如何运作的，科学家们的探索才刚刚开始。

1 紧致的皮肤

皮肤是你的第一道防线。皮肤细胞紧密地结合在一起，即使细菌也难以滑落进身体中！腺体渗出皮脂，这种油状物保持皮肤湿润，并阻止它开裂。而且它是微酸性的，有些细菌不喜欢这种酸性环境。病菌也可能被有益的细菌挤出。

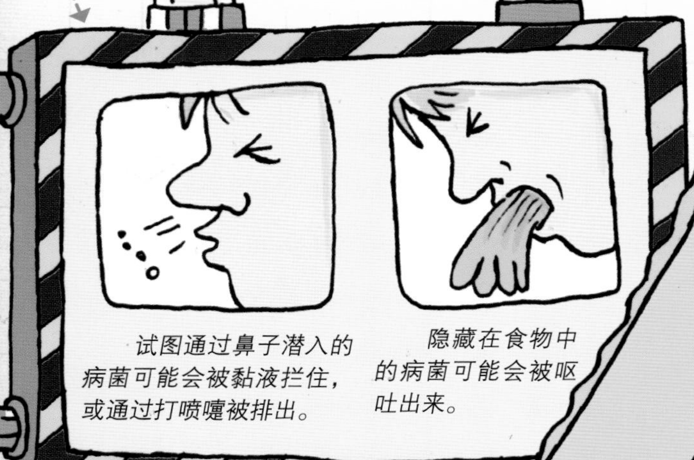

试图通过鼻子潜入的病菌可能会被黏液拦住，或通过打喷嚏被排出。

隐藏在食物中的病菌可能会被呕吐出来。

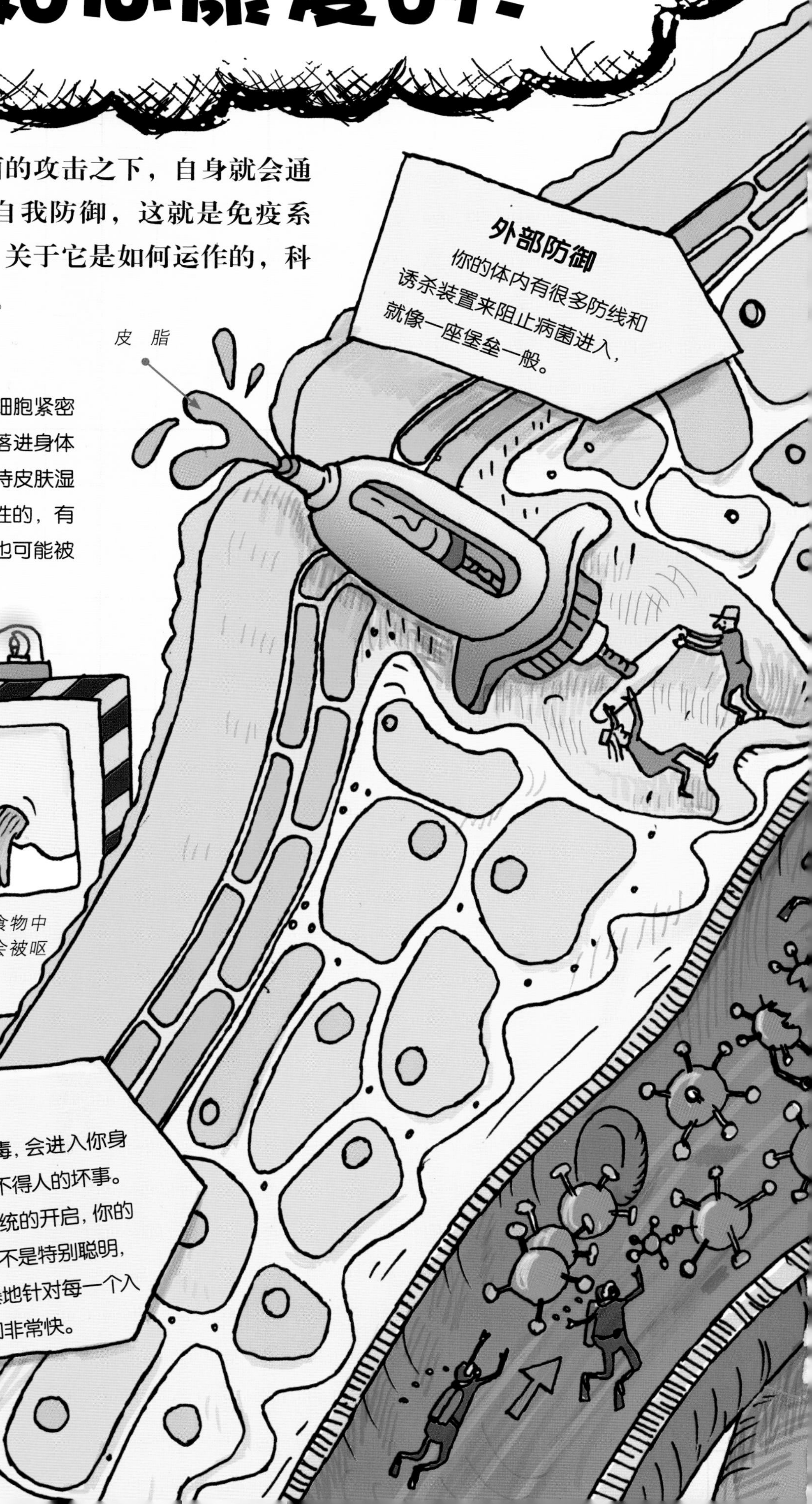

外部防御

你的体内有很多防线和诱杀装置来阻止病菌进入，就像一座堡垒一般。

快速反应

有时候，病菌，比如病毒，会进入你身体的内部，开始暗暗地做见不得人的坏事。与此同时，随着固有免疫系统的开启，你的身体会启动内在防御。它并不是特别聪明，因而会以同样的方式，粗暴地针对每一个入侵者，但投入行动的速度却非常快。

你是如何生病的？

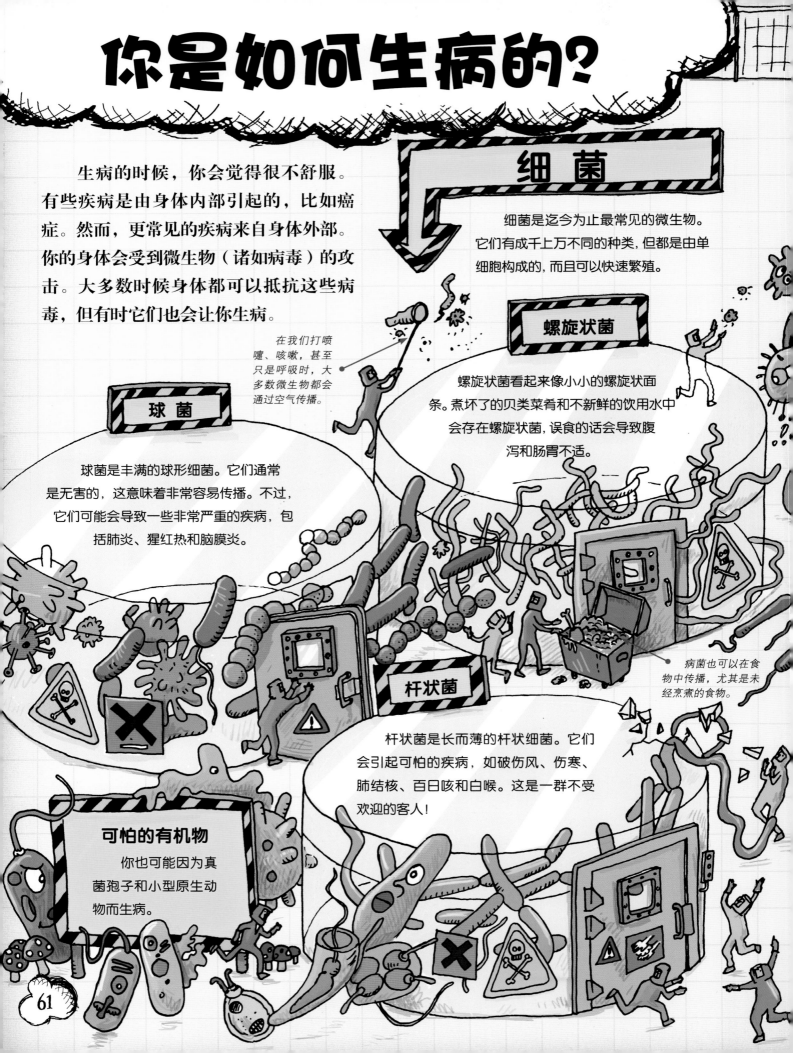

生病的时候，你会觉得很不舒服。有些疾病是由身体内部引起的，比如癌症。然而，更常见的疾病来自身体外部。你的身体会受到微生物（诸如病毒）的攻击。大多数时候身体都可以抵抗这些病毒，但有时它们也会让你生病。

细菌

细菌是迄今为止最常见的微生物。它们有成千上万不同的种类，但都是由单细胞构成的，而且可以快速繁殖。

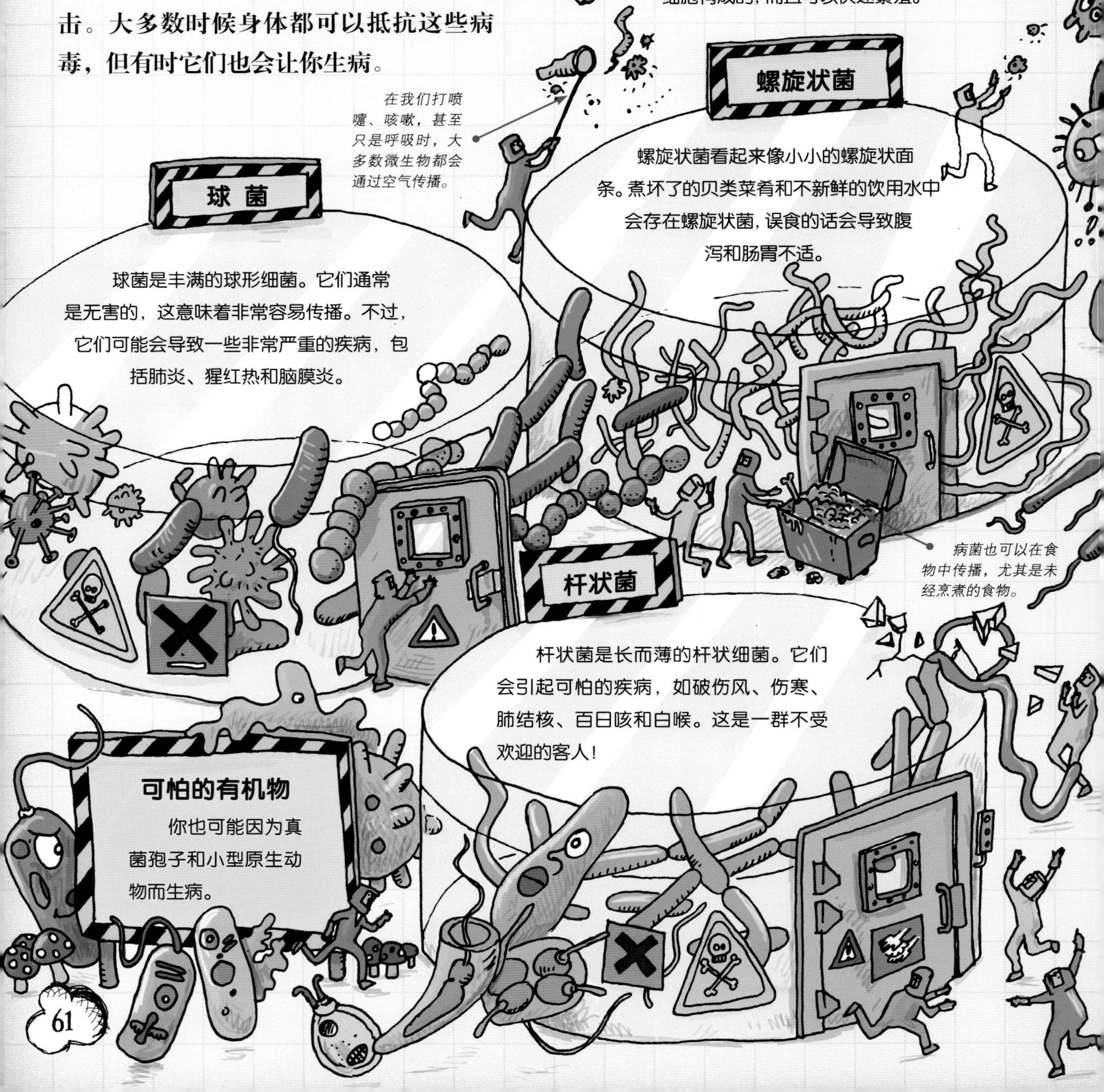

在我们打喷嚏、咳嗽，甚至只是呼吸时，大多数微生物都会通过空气传播。

螺旋状菌

螺旋状菌看起来像小小的螺旋状面条。煮坏了的贝类菜肴和不新鲜的饮用水中会存在螺旋状菌，误食的话会导致腹泻和肠胃不适。

球菌

球菌是丰满的球形细菌。它们通常是无害的，这意味着非常容易传播。不过，它们可能会导致一些非常严重的疾病，包括肺炎、猩红热和脑膜炎。

病菌也可以在食物中传播，尤其是未经烹煮的食物。

杆状菌

杆状菌是长而薄的杆状细菌。它们会引起可怕的疾病，如破伤风、伤寒、肺结核、百日咳和白喉。这是一群不受欢迎的客人！

可怕的有机物

你也可能因为真菌孢子和小型原生动物而生病。

为什么你和爸爸妈妈长得很像？

你看起来可能跟你的爸爸妈妈有几分相像，那是因为你是由（和父母）相同的配方，或者说基因构成的。可以说，你是你妈妈和你爸爸基因混合的产物。但是，有一些基因是专属于你自己的，那是由被称为基因突变的微小随机变化所造成的。

1. 令人惊叹的双螺旋

每个细胞内都有一种被称为DNA的缠绕状化学物质。DNA是由两条长长的链条所扭成的双螺旋或“螺旋体”，就像扭曲的绳梯一样。

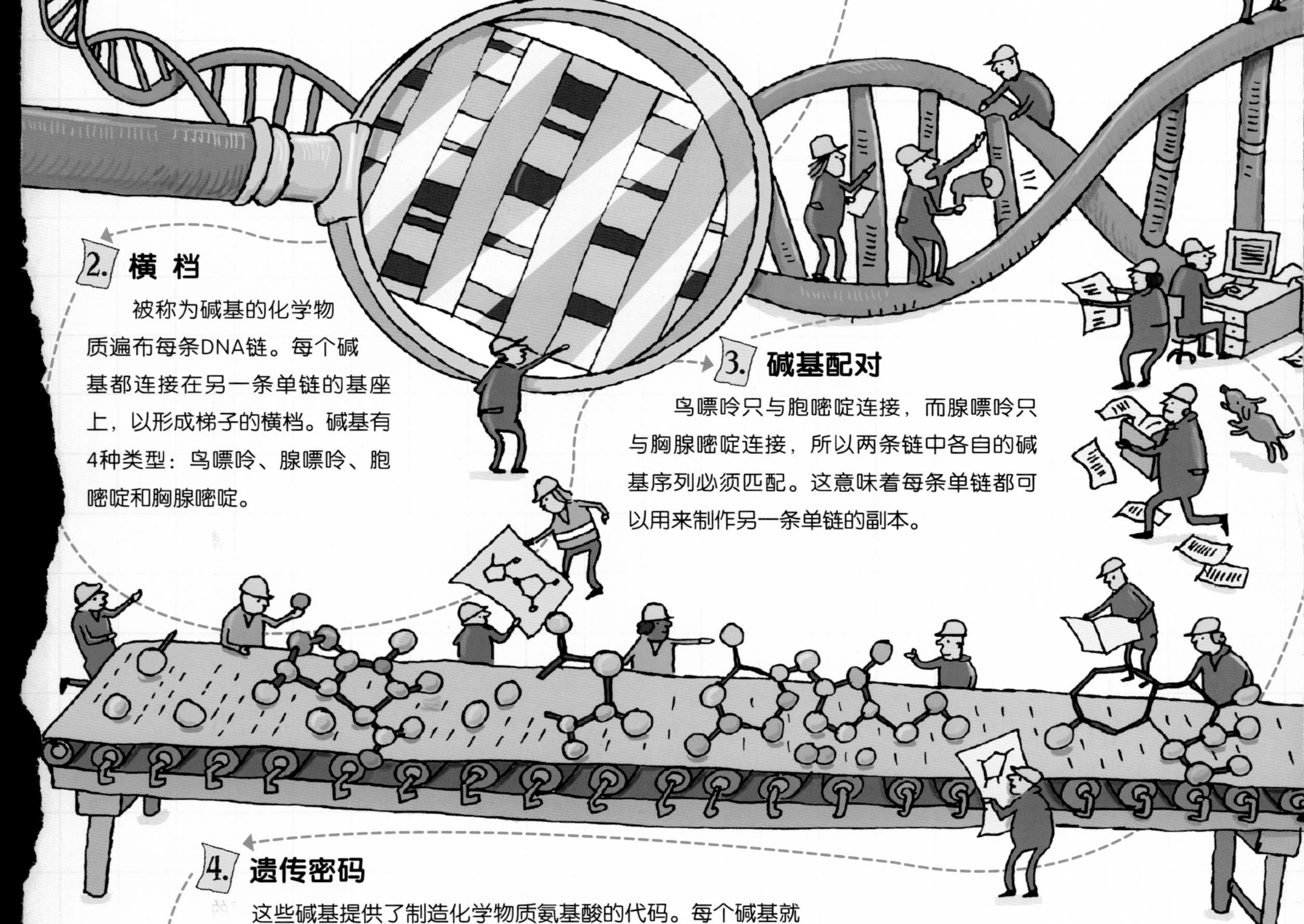

2. 横 档

被称为碱基的化学物质遍布每条DNA链。每个碱基都连接在另一条单链的基座上，以形成梯子的横档。碱基有4种类型：鸟嘌呤、腺嘌呤、胞嘧啶和胸腺嘧啶。

3. 碱基配对

鸟嘌呤只与胞嘧啶连接，而腺嘌呤只与胸腺嘧啶连接，所以两条链中各自的碱基序列必须匹配。这意味着每条单链都可以用来制作另一条单链的副本。

4. 遗传密码

这些碱基提供了制造化学物质氨基酸的代码。每个碱基就像一个字母，它们三个一组，形成所谓的密码子。每个密码子都是特定氨基酸的代码。

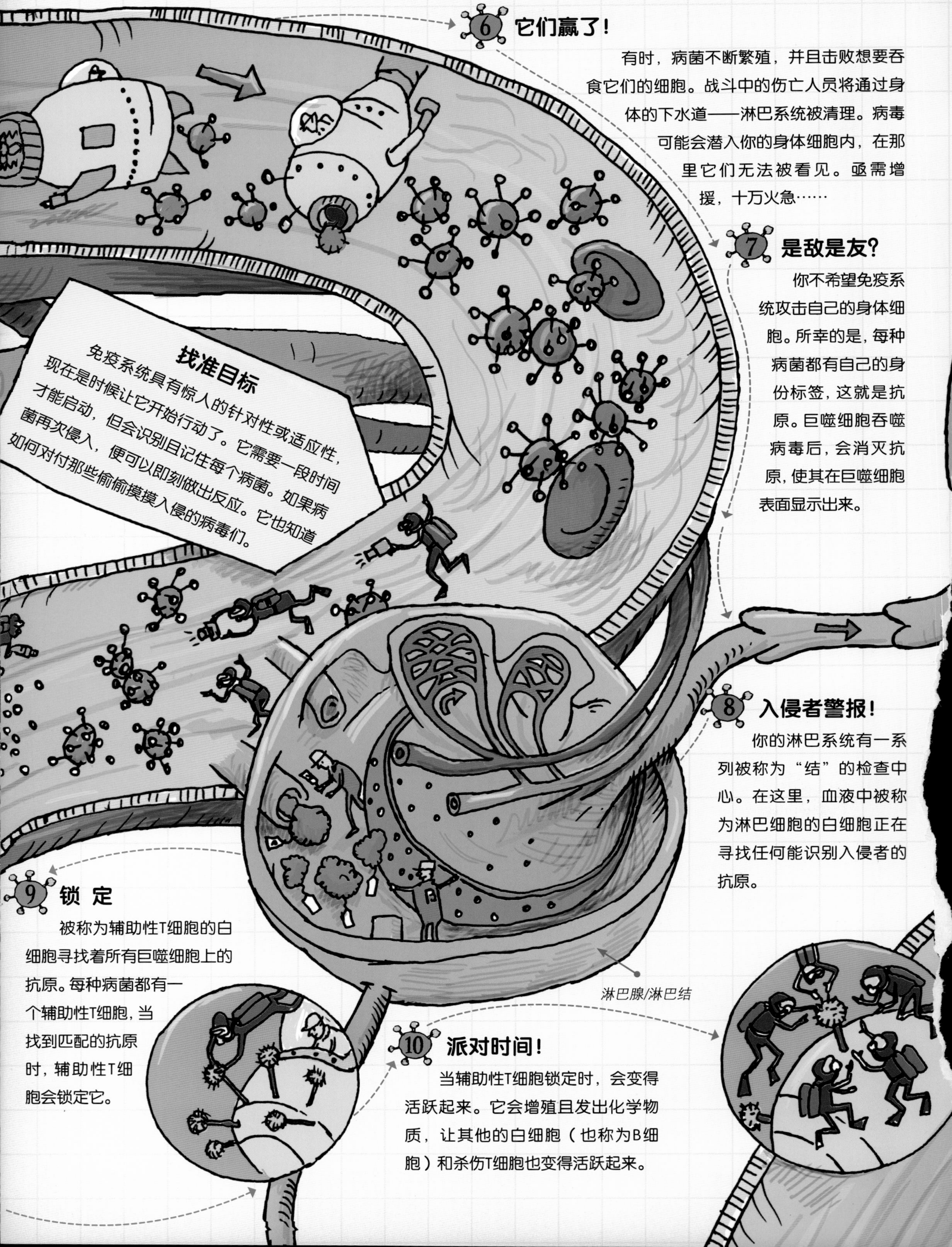

6 它们赢了！

有时，病菌不断繁殖，并且击败想要吞食它们的细胞。战斗中的伤亡人员将通过身体的下水道——淋巴系统被清理。病毒可能会潜入你的身体细胞内，在那里它们无法被看见。亟需增援，十万火急……

找准目标

免疫系统具有惊人的针对性或适应性，现在是时候让它开始行动了。它需要一段时间才能启动，但会识别且记住每个病菌。如果病菌再次侵入，便可以即刻做出反应。它也知道如何对付那些偷偷摸摸入侵的病毒们。

7 是敌是友？

你不希望免疫系统攻击自己的身体细胞。所幸的是，每种病菌都有自己的身份标签，这就是抗原。巨噬细胞吞噬病毒后，会消灭抗原，使其在巨噬细胞表面显示出来。

8 入侵者警报！

你的淋巴系统有一系列被称为“结”的检查中心。在这里，血液中被称为淋巴细胞的白细胞正在寻找任何能识别入侵者的抗原。

9 锁 定

被称为辅助性T细胞的白细胞寻找着所有巨噬细胞上的抗原。每种病菌都有一个辅助性T细胞，当找到匹配的抗原时，辅助性T细胞会锁定它。

10 派对时间！

当辅助性T细胞锁定时，会变得活跃起来。它会增殖且发出化学物质，让其他的白细胞（也称为B细胞）和杀伤T细胞也变得活跃起来。

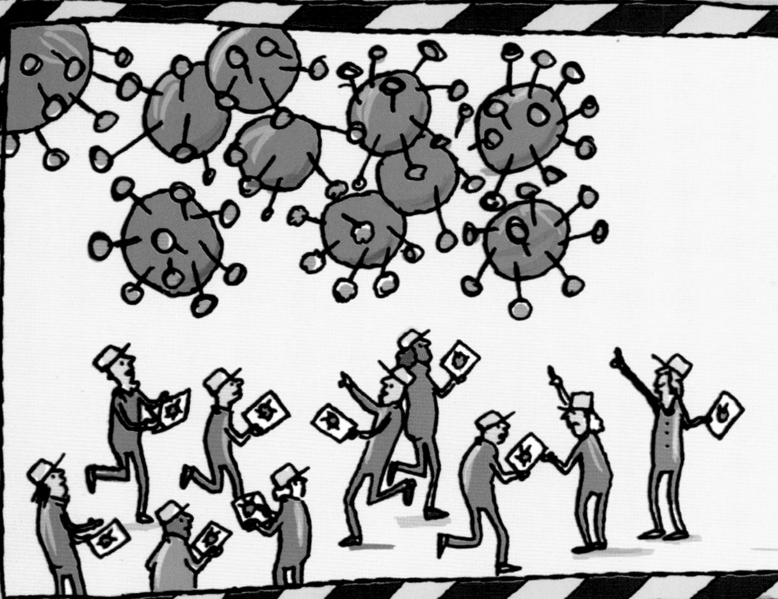

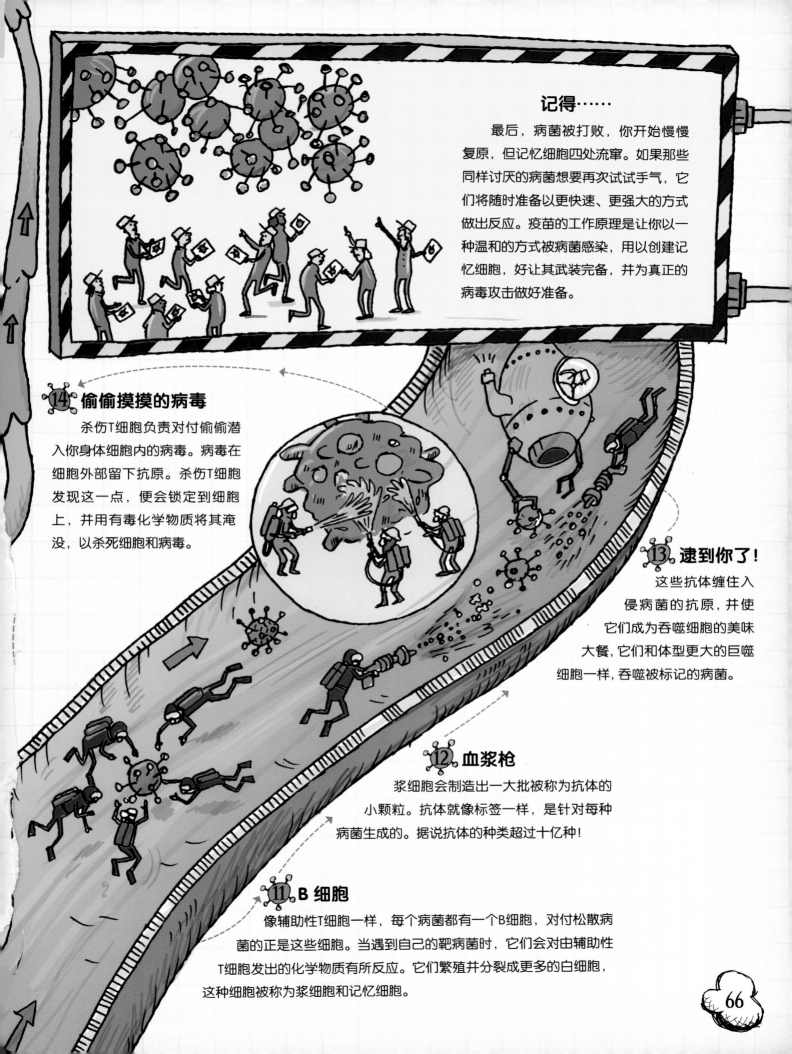

记得……

最后，病菌被打败，你开始慢慢复原，但记忆细胞四处流窜。如果那些同样讨厌的病菌想要再次试试手气，它们将随时准备以更快速、更强大的方式做出反应。疫苗的工作原理是让你以一种温和的方式被病菌感染，用以创建记忆细胞，好让其武装完备，并为真正的病毒攻击做好准备。

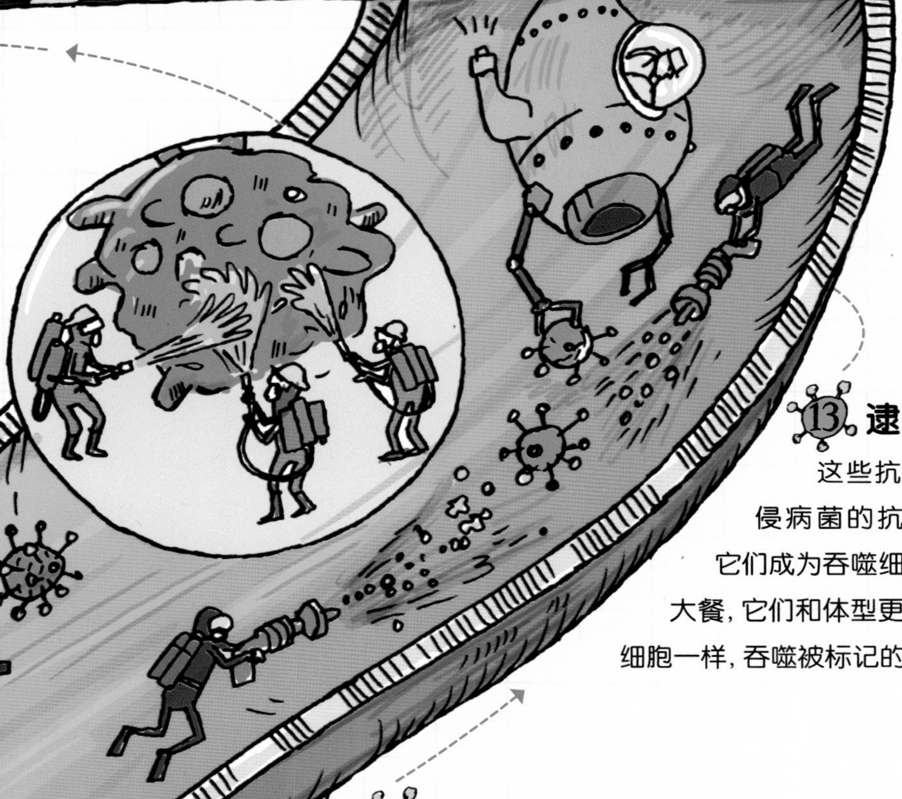

14 偷偷摸摸的病毒

杀伤T细胞负责对付偷偷潜入你身体细胞内的病毒。病毒在细胞外部留下抗原。杀伤T细胞发现这一点，便会锁定到细胞上，并用有毒化学物质将其淹没，以杀死细胞和病毒。

13 逮到你了！

这些抗体缠住入侵病菌的抗原，并使它们成为吞噬细胞的美味大餐，它们和体型更大的巨噬细胞一样，吞噬被标记的病菌。

12 血浆枪

浆细胞会制造出一大批被称为抗体的小颗粒。抗体就像标签一样，是针对每种病菌生成的。据说抗体的种类超过十亿种！

11 B 细胞

像辅助性T细胞一样，每个病菌都有一个B细胞，对付松散病菌的正是这些细胞。当遇到自己的靶病菌时，它们会对由辅助性T细胞发出的化学物质有所反应。它们繁殖并分裂成更多的白细胞，这种细胞被称为浆细胞和记忆细胞。

病毒

细菌很小，但病毒更小，只能通过强大的显微镜才能看到。事实上，它们无法独立存活，只能通过寄生在其他细胞内才能生存和繁殖。

风疹

风疹也叫德国麻疹，是由囊膜病毒引起的。它通过来自感染者鼻子或喉咙的飞沫传播，症状就像是得了感冒一样。

流感

流感病毒会让你感冒或感染流感。和某些犯罪大师一样，它们善于伪装，难以追踪，有超过500种新品种不断冒出来。

病菌也可以通过汗水、唾液和血液传播。

腺病毒

腺病毒会感染你的肺部，让你咳嗽。当这种病毒进入你的眼睛时，会导致结膜炎。它们甚至可以直接进入你的内脏，从而导致腹泻。

HIV

HIV（人类免疫缺陷病毒）导致了艾滋病这种可怕的疾病。它使你的免疫系统攻击你的身体，而不是抵抗疾病。艾滋病（AIDS）是“获得性免疫缺陷综合征”（Acquired Immune Deficiency Syndrome）的简称。

一些病菌通过身体接触传播。触摸病菌感染者所接触过的物体表面，你也有可能感染病菌。

寄生虫

寄生虫，比如绦虫，会侵入你的身体，并试图依靠你的身体维持活性。

为什么我觉得不舒服？

通过释放毒素或扰乱机体运行，病菌会伤害你的身体。当病菌入侵时，你的身体就开始展开抗御。许多令人讨厌的症状，如发烧和关节疼痛，都是身体与病菌抗击的副作用，而不是病菌本身的直接影响。

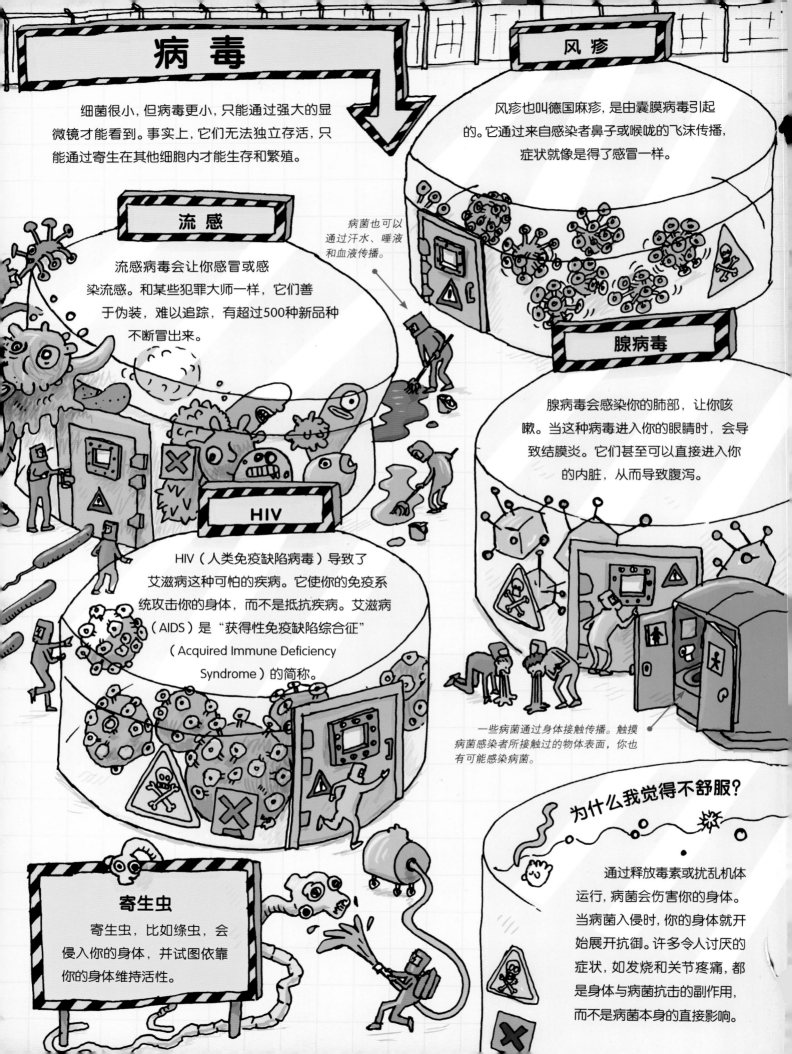

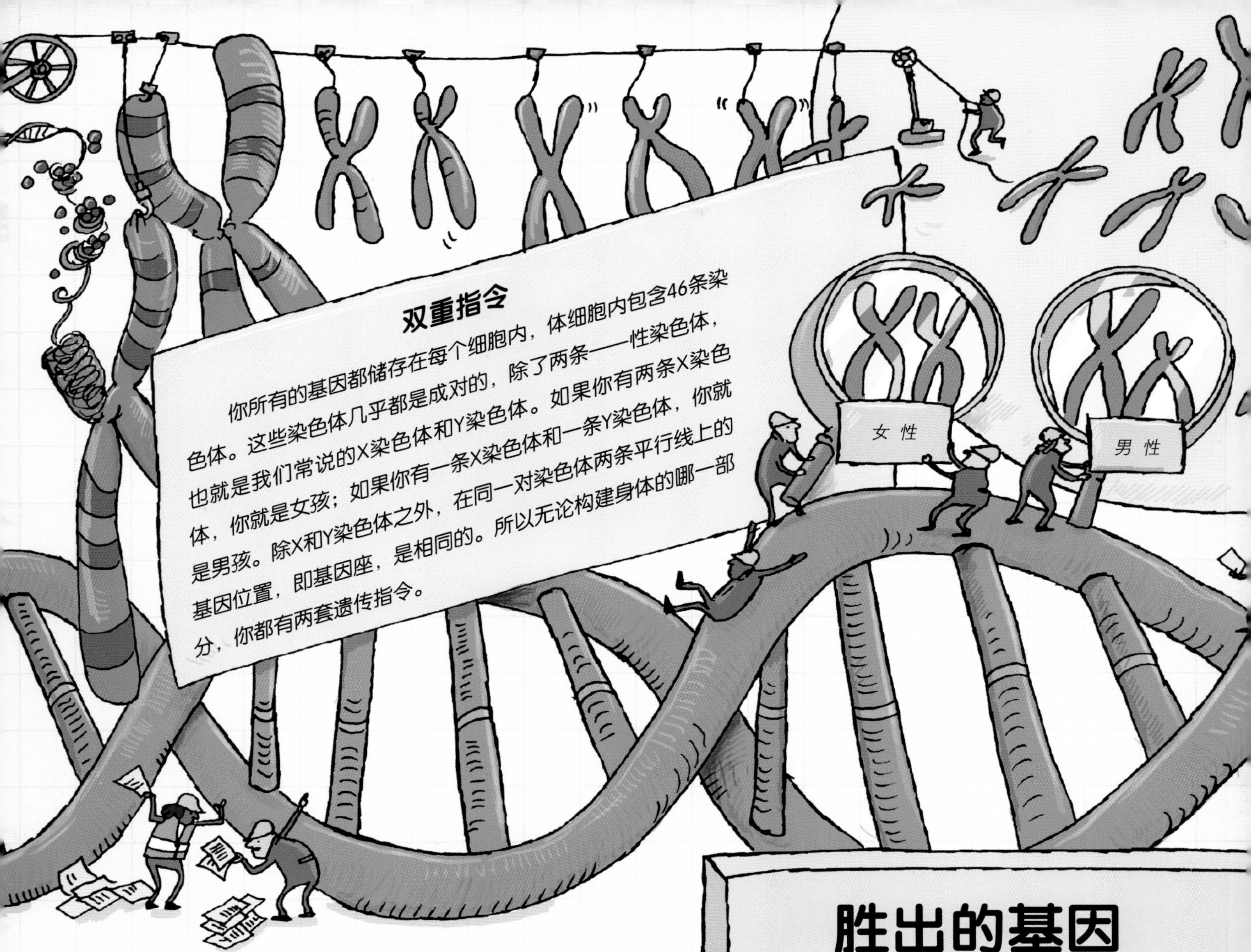

双重指令

你所有的基因都储存在每个细胞内，体细胞内包含46条染色体。这些染色体几乎都是成对的，除了两条——性染色体，也就是我们常说的X染色体和Y染色体。如果你有两条X染色体，你就是女孩；如果你有一条X染色体和一条Y染色体，你就是男孩。除X和Y染色体之外，在同一对染色体两条平行线上的基因位置，即基因座，是相同的。所以无论构建身体的哪一部分，你都有两套遗传指令。

6. 基因构建身体

在你所有的染色体中，所有DNA链上基因的完整序列足以产生所有的蛋白质，以满足你构建身体所需。

缺失的片段

科学家们过去常常认为，基因就像是食谱上所有东西的混合物。但是单靠一张配料成分表，你是无法做出一个蛋糕的。看来要制造身体，你需要的还不单单是基因。究竟还有什么呢？科学家们也还没搞清楚。

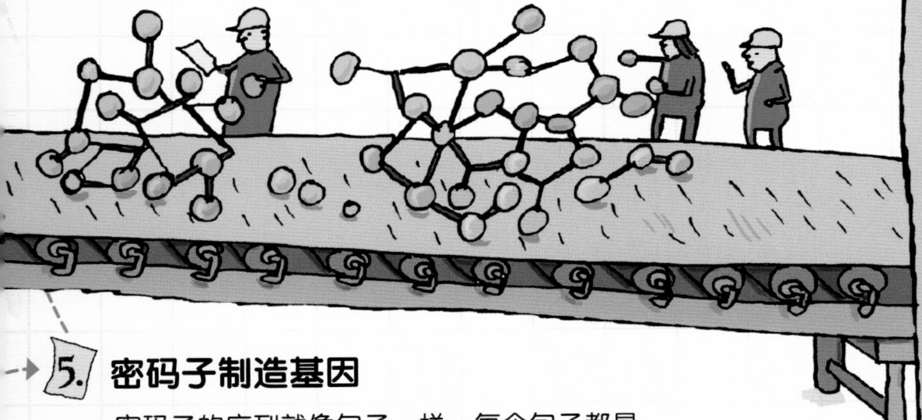

5. 密码子制造基因

密码子的序列就像句子一样，每个句子都是一个基因。每个句子中的词汇给出了构建特定蛋白质所需氨基酸的组合。

胜出的基因

大多数性状都是两套基因的组合。但在某些情况下，弱基因，或者说“隐性”基因，总是让位于更强的“显性”基因。蓝色眼睛是隐性基因，而棕色眼睛则是显性基因。所以如果你有一个棕色眼睛的基因，就一定会有棕色的眼睛。如果你的基因都是指向蓝色眼睛性状的话，那么你的眼睛就会是蓝色的。

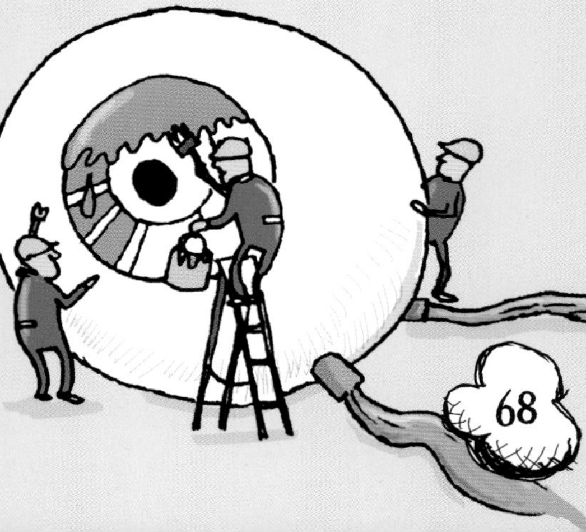

什么是男孩？什么是女孩？

当你年幼时，无论是女孩还是男孩，机体都会以同样的方式运行。虽然看起来并不相同，并且长着不同的生殖器，但你们都有着相同的身体系统。当进入青春期时，你们的身体就会发生变化。青春期是你的生殖系统，也就是你身体负责生育孩子的那部分器官真正开始发育的时期。

1. 激素出动！

这一切都始于下丘脑发出的促性腺激素释放激素（GRH）。同时，附近的脑下垂体通过释放卵泡刺激素（FSH）和黄体生成素（LH）做出反应。

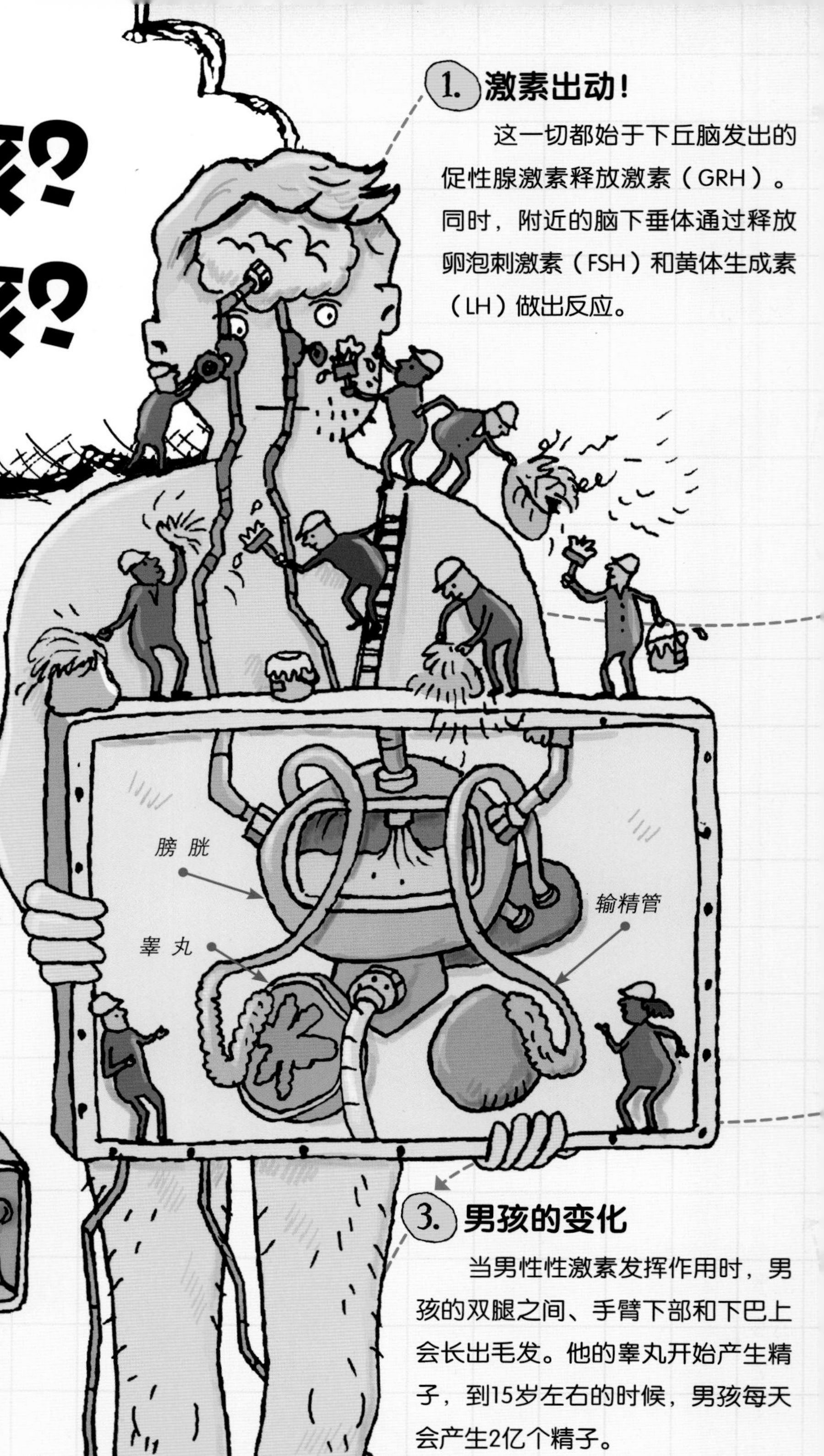

膀胱
睾丸
输精管

3. 男孩的变化

当男性性激素发挥作用时，男孩的双腿之间、手臂下部和下巴上会长出毛发。他的睾丸开始产生精子，到15岁左右的时候，男孩每天会产生2亿个精子。

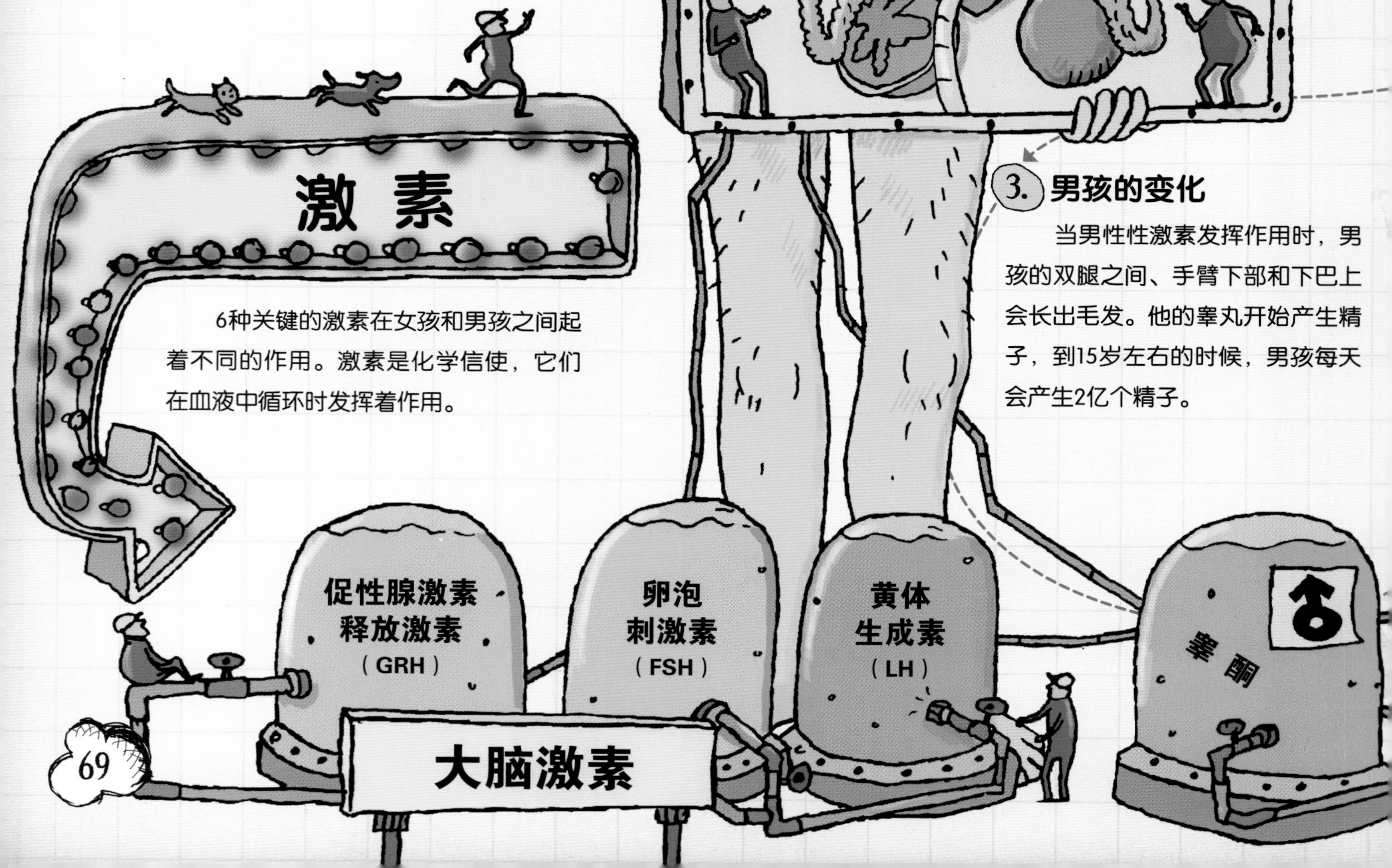

激素

6种关键的激素在女孩和男孩之间起着不同的作用。激素是化学信使，它们在血液中循环时发挥着作用。

促性腺激素释放激素（GRH）
卵泡刺激素（FSH）
黄体生成素（LH）
睾酮
大脑激素

2. 性激素

不久，女孩的卵巢和男孩的睾丸开始长大，并释放出性激素。女孩体内的性激素是雌激素和孕激素，而男孩体内的则是睾酮。

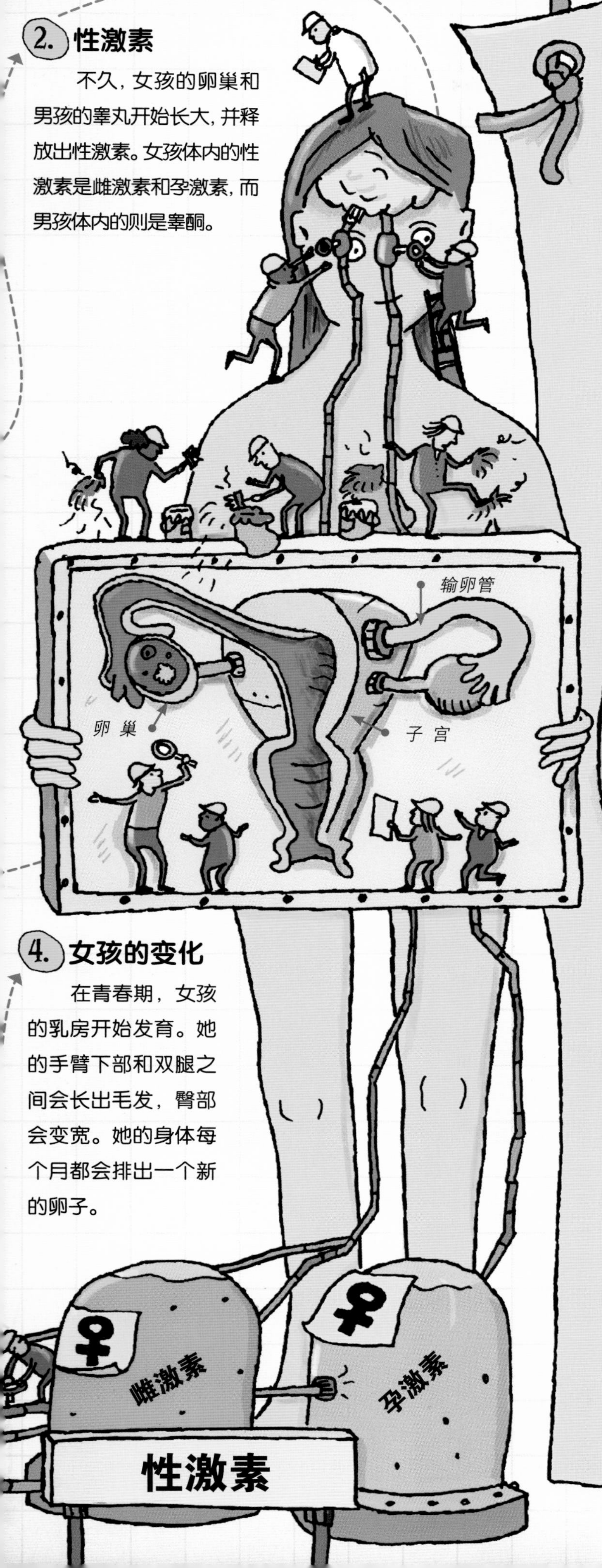

输卵管
卵 巢
子 宫
雌激素
孕激素
性激素

4. 女孩的变化

在青春期，女孩的乳房开始发育。她的手臂下部和双腿之间会长出毛发，臀部会变宽。她的身体每个月都会排出一个新的卵子。

月经期

一个女孩进入青春期后，每28天左右，她的身体会经历一次周期性的变化，也就是所谓的月经周期。在此期间，她的身体会准备一个用于受精的新鲜卵子。

1. 卵子发育

每个女孩身体里都长有两个储存卵子的地方，叫作卵巢。在这里，卵子被放置于卵泡中。当垂体发出卵泡刺激素时，该周期就开始了，一些卵泡开始生长。

2. 子宫内膜

随着卵泡生长，它们释放激素，也就是雌激素。雌激素促使子宫内膜变厚，以便更好地安置卵子。它也使脑下垂体释放出更多的黄体生成素。

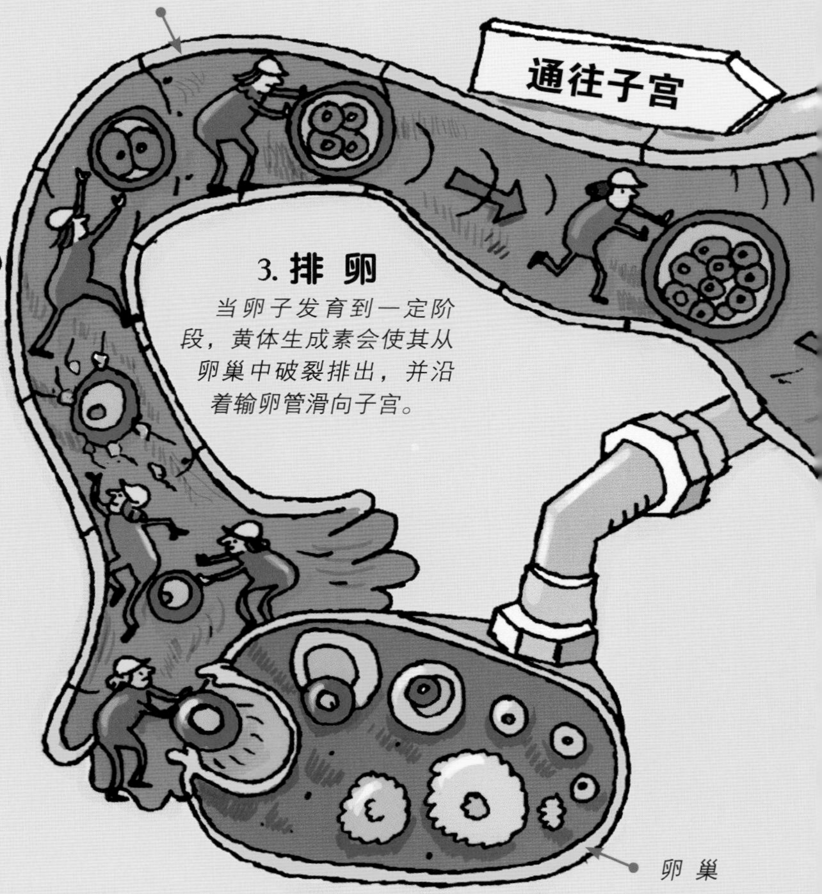

输卵管
通往子宫
卵 巢

3. 排 卵

当卵子发育到一定阶段，黄体生成素会使其从卵巢中破裂排出，并沿着输卵管滑向子宫。

4. 旧卵泡

被遗弃的卵泡或“黄体”由白色变为黄色，并发出孕激素（也称黄体酮），使子宫内膜变得更厚。

5. 周而复始

如果卵子由精子受精，这个过程就会进一步发展（参见下一页）。如果没有，当女孩的生理期到来时，卵子和子宫内膜就会脱落，同时月经期重新开始。

婴儿是如何出生的？

当两个细胞连在一起的时候，你的生命就此开始了：一个是来自你爸爸的精子细胞，一个是来自你妈妈的卵子细胞。这些合体的细胞给了你生命。然而，你在出生之前，必须在妈妈的子宫内经历10个月的生长发育期。

精子与卵子

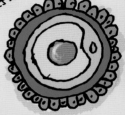

精子和卵子细胞被称为性细胞。与其他细胞不同，性细胞只有一组23个染色体，而不是通常的两组。为了形成这46个染色体，以开启你的生命大门，两组染色体需要连接在一起。

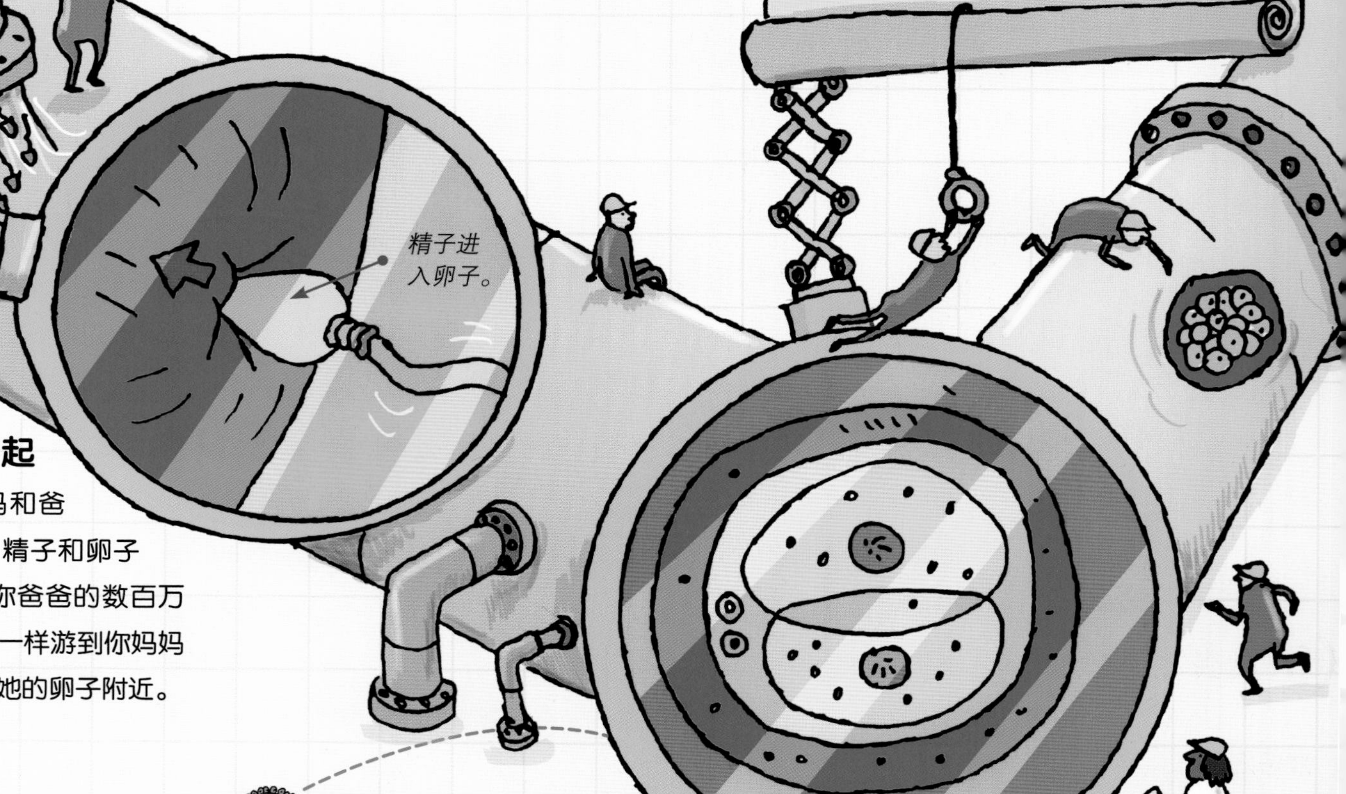

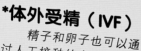

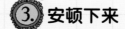

1. 结合在一起

当你的妈妈和爸爸进行性交时，精子和卵子可能*会结合。你爸爸的数百万个精子会像蝌蚪一样游到你妈妈的子宫里，到达她的卵子附近。

2. 规模庞大的精子赛跑

数百万精子赛跑着竞相冲向卵子，但只有一个精子能够进入卵子。当这个过程发生时，你妈妈的卵子便受精了，你也就有了自己的生命。在几个小时内，受精卵迅速分裂，制造出自己的复制品，形成一个被称为胚胎的细胞球。

3. 安顿下来

胚胎长大后，它会将自己牢牢地植入妈妈的子宫壁。随着胚胎的成长，子宫内膜开始膨胀并包裹在胚胎周围，为胚胎发育创造一个舒适的环境。

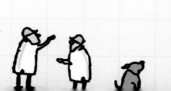

*体外受精（IVF）

精子和卵子也可以通过人工接种的方式结合在一起，这一过程被称为体外受精。医生将爸爸的精子和妈妈的卵子取出，并在实验室进行受精。

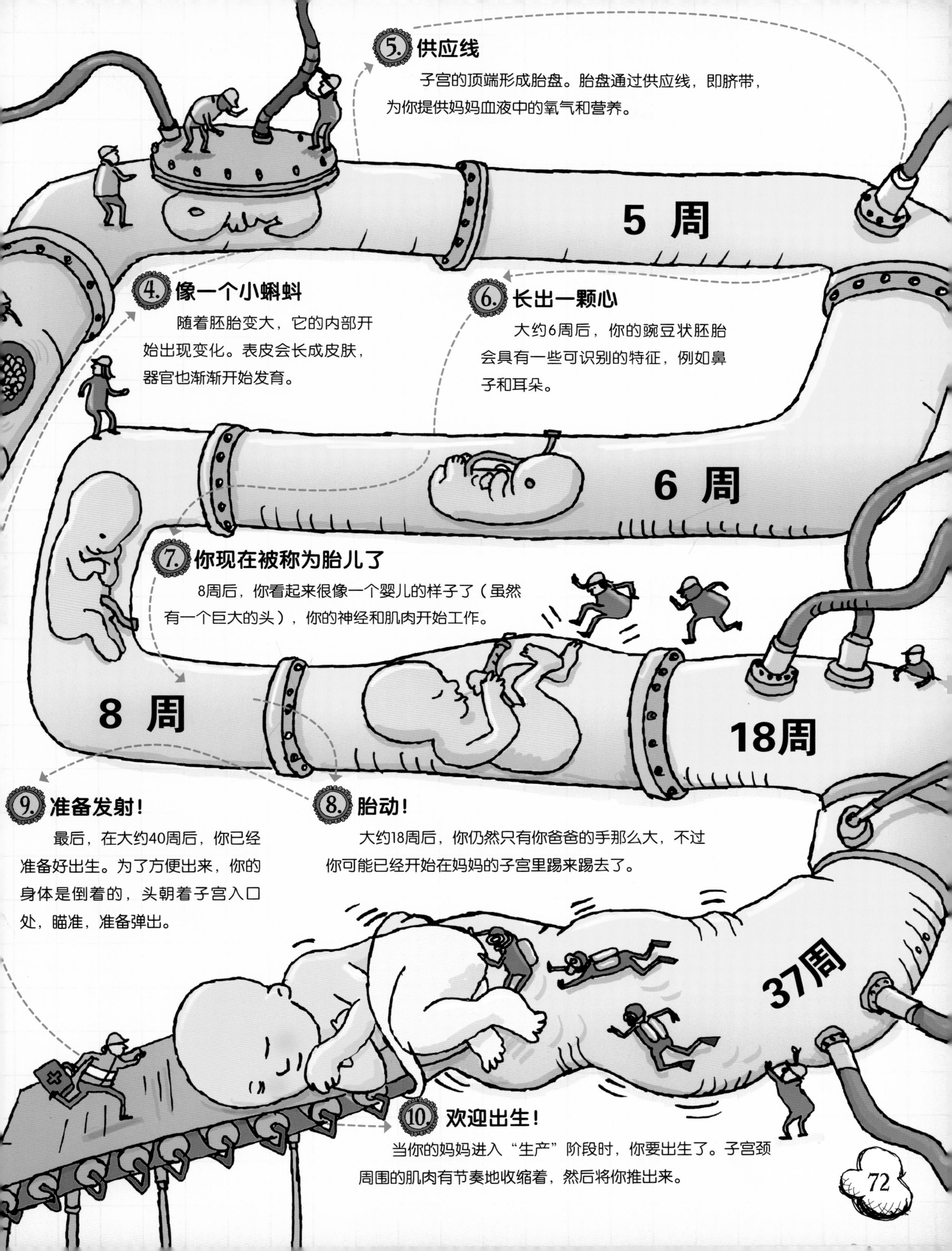

4. 像一个小蝌蚪

随着胚胎变大，它的内部开始出现变化。表皮会长成皮肤，器官也渐渐开始发育。

5. 供应线

子宫的顶端形成胎盘。胎盘通过供应线，即脐带，为你提供妈妈血液中的氧气和营养。

6. 长出一颗心

大约6周后，你的豌豆状胚胎会具有一些可识别的特征，例如鼻子和耳朵。

7. 你现在被称为胎儿了

8周后，你看起来很像一个婴儿的样子了（虽然有一个巨大的头），你的神经和肌肉开始工作。

8. 胎动！

大约18周后，你仍然只有你爸爸的手那么大，不过你可能已经开始在妈妈的子宫里踢来踢去了。

9. 准备发射！

最后，在大约40周后，你已经准备好出生。为了方便出来，你的身体是倒着的，头朝着子宫入口处，瞄准，准备弹出。

10. 欢迎出生！

当你的妈妈进入“生产”阶段时，你要出生了。子宫颈周围的肌肉有节奏地收缩着，然后将你推出来。

词汇表

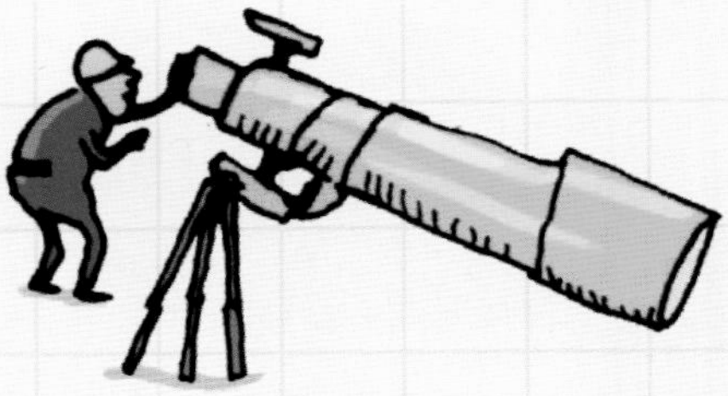

DNA：脱氧核糖核酸（Deoxyribonu-cleic Acid）的英文缩写。这是一种非常长且复杂的化学分子，存在于每个活细胞内，为机体活动提供了一套完整的程序。

白细胞：免疫系统中各种细胞的总称。这些细胞在你的血液中循环流动，保护身体免受病菌侵扰。

白血球：白细胞的别称。

病毒：一种微生物，只要其侵入活体细胞（例如你的一个体细胞）就能存活。

蛋白质：构建你身体的主要建筑材料，也是你饮食中的重要组成部分。

动脉：一根将血液从你的心脏输出的大血管。

肺泡：肺部数以百万计的微小气囊之一，成团排列，形状如同一串串葡萄。

隔膜：一片在你的肺下圆拱形的肌肉。

骨骼肌：使肌肉附着在骨架上的肌肉组织，使你能够活动。

骨架：你身体的骨骼框架。

骨细胞：一种专门的造骨细胞。

核糖核酸：用于日常工作的DNA的临时形式。

横纹肌：骨骼肌的另一个名字。横纹肌由多行肌纤维组成，具有条纹，或者呈现出条纹的外观。

红细胞：血液中携带氧气的20—30万亿个细胞，当它们携带氧气时，会变成鲜红色。

呼吸系统：你用来呼吸的器官所组成的系统，包括你的肺部和呼吸道。这个系统将空气中的氧气吸入体内，并排出身体不需要的二氧化碳。

肌节：组成肌肉组织的微小动力单位之一。

基因：DNA负责提供制造特定蛋白质指令的部分。

激素：一种在血液中循环并由腺体释放的化学信使，给人体细胞下达指示。

胶原蛋白：将身体各部位结合在一起的坚韧物质。

结缔组织：将骨骼和身体内的所有其他组织联结在一起的组织。

静脉：将血液带回心脏的大血管之一。

抗体：由白细胞制成的数百万种不同蛋白质中的一种，每种蛋白质靶向不同的病菌。

淋巴系统：带有淋巴液的管道网络，在循环系统和免疫系统中都发挥着作用。

淋巴细胞：一系列对抗病菌的白细胞的名称。它们包括B细胞、T细胞和自然杀伤细胞等。

脉搏：当心脏泵送时，脉搏有节奏地跳动，将你的血液传送出去。

毛细血管：在血液和人体细胞之间输送物质的微小血管。

酶：加速体内化学反应的蛋白质。

泌尿系统：保持身体水位接近恒定的系统，并将多余液体以尿液形式排出体外，还可以去除身体中的一些废物。该系统包括你的肾脏和膀胱。

免疫系统：身体对抗病菌的各种各样巧妙的防御措施，包括白细胞和抗体。

内分泌系统：将化学激素释放到血液中以控制身体运作的腺体系统。

胚胎：妊娠第8周以前正在发育的婴儿的称呼。

平滑肌：在你的身体内形成管和袋的肌肉组织。平滑肌存在于肠道和血管中，将食物推进，并控制血流。

葡萄糖：最简单的一种糖类，它是你身体的重要能量来源。

器官：你身体内用于执行特定功能且经过特别排布的组织，例如你的心脏和肝脏。

软骨：有韧性且具有弹性的物质，可保护骨骼的末端，并塑造身体某些部位（如鼻子和耳朵）的形状。

神经递质：一种从一个神经细胞向另一个神经细胞传递信号的化学物质，两者之间的空隙被称为突触。

神经系统：你身体的信息系统，包括大脑、脊髓和神经。它将来自身体传感器的信息传递给大脑，并将消息发送给不同的身体部位，指示它们该如何表现。

神经元：神经细胞。

肾上腺素：肾上腺分泌的一种激素。它有助于在紧急情况下加速你身体中的进程。

食糜：由你的胃将食物转化而成的浆状物，之后输送至肠道进行消化。

输血：将血液从一个人（即捐献者）转移到另一个人体内。捐献的血液需要被分配给血型相同的人。

胎儿：妊娠第8周后发育中婴儿的称呼。

碳水化合物：食物中的一部分，在身体中转化为葡萄糖来提供能量。

突触：相邻神经细胞之间的微小间隙。

无氧：肌肉在缺乏氧气的条件下进行运动的状态。

细胞：你的身体得以建立起来的小型基本单位之一。

细胞质：构成每个细胞内部的物质，由充满大量微小结构的流体构成。

细菌：微小的微生物。大多数是无害的，但有一些是你的致病源。

纤毛：微观毛状结构。数以百万计的纤毛成线状排列在你身体内的某些表面，比如呼吸道。纤毛会波浪式地摆动，以移动物体。

线粒体：存在于细胞中的一个微小的能量工厂。它们从糖和氧气中产生能量。

消化系统：你身体中的一条从口部贯通至肛门的长管道。其工作是将你所吃的食物分解成身体可以吸收和用于机体运转的化学物质。

心房：心脏的上部空间之一，血液在进入心室之前在此处保存。

心室：心脏中的一个较低的空腔，挤压时会为全身泵送血液。

心血管系统：心脏和血液循环，为你的身体细胞提供氧气和养分，并有助于身体抵抗病菌。

血红蛋白：一种存在于红细胞中的含铁蛋白质，结合氧气，到达人体细胞。

血液循环：血液在你全身的流动。

氧气：空气中存在的气体，细胞需要氧气来释放葡萄糖能量。

有氧：有足够氧气消耗的条件下，肌肉的正常运动状态。

组织：你身体的基本材料，由类似的细胞构成。

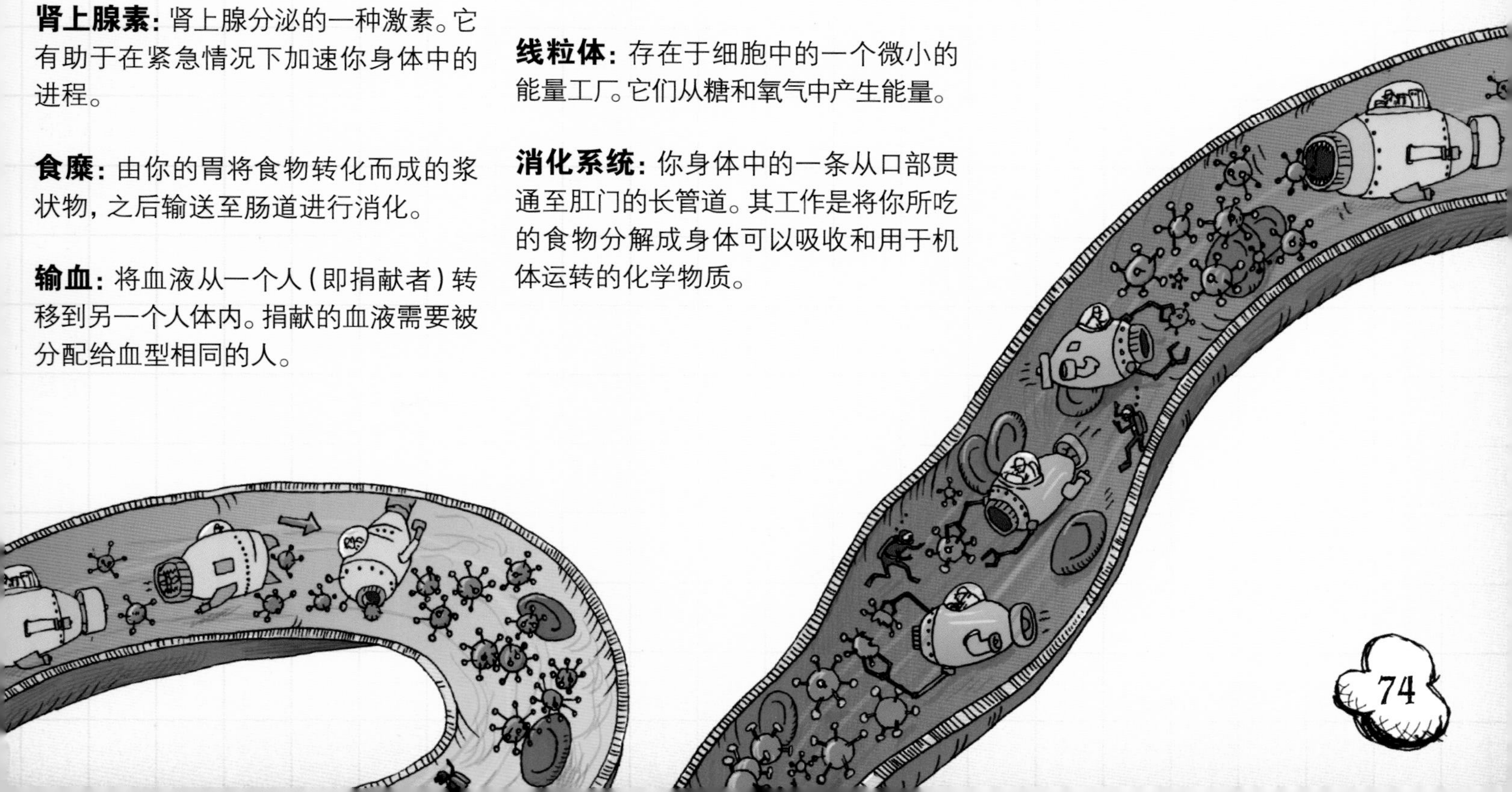

中英对照表

A

actin 肌动蛋白
ADH 抗利尿激素
adrenal glands 肾上腺
adrenalin 肾上腺素
aerobic respiration 有氧呼吸
amino acids 氨基酸
anaerobic respiration 无氧呼吸
antibodies 抗体
antigens 抗原
anus 肛门
aorta 主动脉
arteries 动脉
atria 心房

B

B cells B细胞
babies 婴儿
bacilli 杆状菌
bacteria 细菌
biceps 肱二头肌
bile 胆汁
binocular vision 双目视觉
birth 诞生
bladder 膀胱
blood 血液
blood circulation 血液循环
blood vessels 血管
bone marrow 骨髓
bones 骨头
  broken 断裂
  growth 生长
Bowman's capsule 肾小囊
brain 大脑
  and hearing 和听力
  and movement 和运动
  and sight 和视觉
  and smell and taste 和嗅觉与味觉
  and speech 和说话
  and temperature control 和体温控制
breasts 乳房
breathing 呼吸
Broca's area 布罗卡斯区
bronchioles 细支气管

C

calcium 钙
cancer 癌症
capillaries 毛细血管
carbohydrates 碳水化合物
carbon dioxide 二氧化碳
cardiac muscles 心肌
cardiovascular system 心血管系统
carpals 腕骨
cartilage 软骨
cell division 细胞分裂
cell multiplication 细胞增殖
cell membrane 细胞膜
cells 细胞
  and growth 和生长
cellular respiration 细胞呼吸
cerebellum 小脑
chromosomes 染色体
chyme 食糜
cilia 纤毛
clotting factors 凝血因子
cocci 球菌
cochlea 耳蜗
collagen 胶原（蛋白）
colon 结肠
connective tissue 结缔组织
cortex 皮层
cortisol 皮质醇
cytokines 细胞因子
cytoplasm 细胞质

D

dermis 真皮
diaphragm 膈肌
digestive system 消化系统
DNA 脱氧核糖核酸
duodenum 十二指肠

E

ear wax 耳垢
ears 耳朵
eggs 卵子
embryos 胚胎
enzymes 酶
epidermis 表皮
exercise 运动（锻炼）
eyes 眼睛

F

fallopian tubes 输卵管
fats 脂肪
fibula 腓骨
foetuses 胎儿
food 食物

G

genes 基因
genitals 生殖器
germs 病菌
glomerulus 肾小球
glottis 声门
glucose 葡萄糖
gluteus maximus 臀大肌
glycogen 糖原
Golgi apparatus 高尔基体
goose bumps 鸡皮疙瘩
growth 生长

H

haemoglobin 血红蛋白
hair follicles 毛囊
heart 心脏
hepatocytes 肝细胞
hippocampus 海马区/海马体
HIV 人类免疫缺陷病毒
hormones 激素
hypothalamus 下丘脑

I

ileum 回肠
illness 疾病
immune system 免疫系统
in ammation 炎症
in uenza 流感
interneurons 中间神经元

J, K

joints 关节
keratin 角蛋白
kidneys 肾脏

L

lactic acid 乳酸
large intestine 大肠
larynx 喉部
lenses 镜头
LGN (lateral geniculate nucleus) 外侧膝状体
ligaments 韧带
liver 肝脏
lobules 小叶
lungs 肺部
lymphatic system 淋巴系统

M

macrophages 巨噬细胞
melanin 黑色素
memory 记忆
menstrual cycle 月经周期
Messenger RNA (mRNA) 信使RNA
metacarpals 掌骨
metatarsals 跖骨
mitochondria 线粒体
mitosis 有丝分裂
motor nerves 运动神经
muscle fibres 肌纤维
muscles 肌肉
myosin 肌球蛋白

N

nephrons 肾单位
nerve pathways 神经通路
nerves 神经
nervous system 神经系统
neurons 神经元
neurotransmitters 神经递质
noradrenaline 去甲肾上腺素
nose 鼻子

O

oesophagus 食道
olfactory bulb 嗅球
Organ of Corti 柯蒂氏器
ossicles 听小骨
osteoblasts 成骨细胞
osteoclasts 破骨细胞
osteocytes 骨细胞
osteons 骨单位
ovaries 卵巢
oxygen 氧气

P

pancreas 胰腺
parasites 寄生虫
phagocytes 吞噬细胞
pharynx 咽部
pituitary gland 脑下垂体
placenta 胎盘
plasma 血浆
platelets 血小板
potassium ions 钾离子
proteins 蛋白质
puberty 青春期
pulmonary circulation 肺部循环
pupils 瞳孔

R

radius 桡骨
receptors 感受器
rectum 直肠
red blood cells 红细胞
re exes 反射
reproductive system 生殖系统
RER (Rough Endoplasmic Reticulum) 粗面内质网
respiratory system 呼吸系统
retinas 视网膜
ribosomes 核糖体
rubella 风疹

S

saliva 唾液
sarcomeres 肌节
sebum 皮脂
sensory nerves 感觉神经
sex hormones 性激素
sexual intercourse 性交
sinusoids 血窦
skeletal muscles 骨骼肌
skeleton 骨架
skin 皮肤
small intestine 小肠
smell 嗅觉
smooth muscles 平滑肌
sounds 声音
speaking 说话
sperm 精子
sphincter 括约肌
spine 脊柱
spirilla 螺旋杆菌
stem cells 干细胞
stomach 胃
striated muscles 横纹肌
subcutaneous fat 皮下脂肪
sweat 汗水/出汗
synapses 突触
synovial uid 滑液

T

T helpers 辅助性T细胞
T killers 杀伤T细胞
tarsals 跗骨
taste 味觉
teeth 牙齿
temperature control 体温控制
tendons 肌腱
testes 睾丸
thinking 思考
thyroid 甲状腺
tibia 胫骨
tissues 组织
tongue 舌头
touch sensors 触摸感觉器
Transfer RNA (tRNA) 转运RNA
triceps 肱三头肌
tubules 肾小管

U

ulna 尺骨
urea 尿素
urinary system 泌尿系统
uterus 子宫

V

vaccines 疫苗
valves 瓣膜
veins 静脉
venae cavae 腔静脉
ventricles 心室
villi 绒毛
viruses 病毒
visual cortex 视觉皮层
vitamin D 维生素D
vitamins 维生素
vocal cords 声带

W

water 水分
white blood cells 白细胞
windpipe 气管

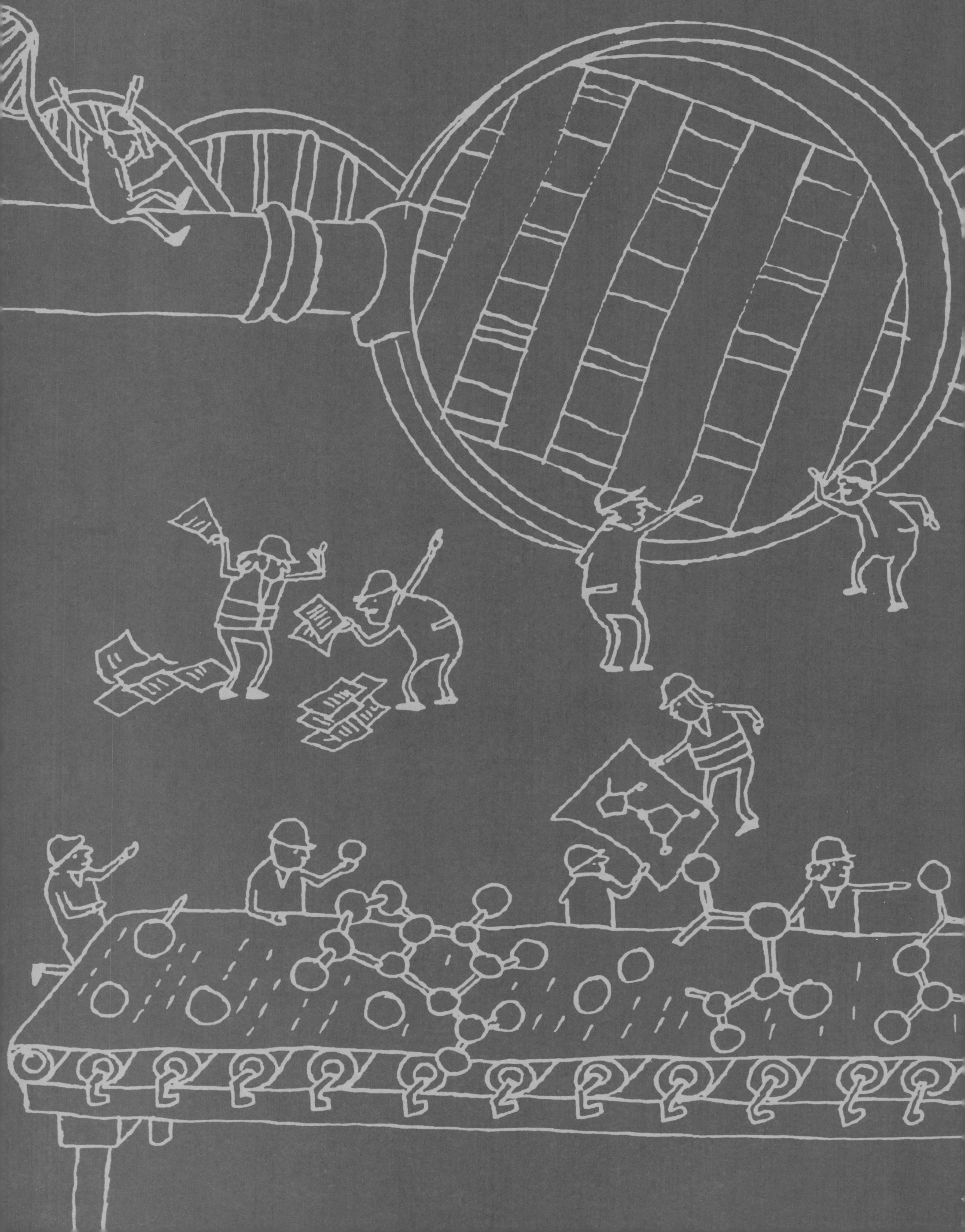